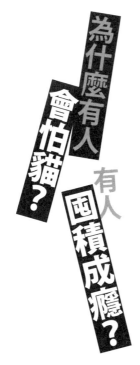

為什麼有人會怕貓？有人囤積成癮？

The book of
PHOBIAS & MANIAS
A history of obsession

讓世界身心失調的
狂愛與恐懼之因

Kate Summerscale
凱特·莎莫史克爾·著

導讀

臺北榮民總醫院精神醫學部主治醫師　楊凱鈞

　　剛看到這本書時很驚訝：怎麼會有人花時間寫這麼困難的書？要先蒐集 99 種畏懼或癖好的主題，再探索每個主題的起源與演進。因為主題很多元，所以書寫的範圍常會橫跨不同的時空：從歷史溯源開始，引述文學或影劇作品中相關的例子；再加上目前研究與醫療的現況。這無疑是一本含金量與知識密度很高的好書，可說是相關主題的聖經；也得到英文主流媒體書評的肯定。我很佩服這位作者，難怪她能獲得重要的文學獎項。下一個問題會是：為什麼要讀這本書？誰需要讀這本書？

　　本書所討論的恐懼或癖好，是和焦慮有關的表現。焦慮是我們面對生活中許多狀況的自然反應，協助我們更有效率地應對變化與風險。但過度的焦慮，無論是誘發的情境太多、或是程度上太強烈；反而會造成我們額外的負擔與不舒服。當這些不由自主、無法控制的焦慮太頻繁，顯著影響生活與功能；可能就已經是疾病的問題。疾病的存在，代表有相關的病生理失調；會需要專門的治療，包括藥物與非藥物的方式。就像許多其他疾病的患者一樣，為

某種焦慮疾患所苦的人；最想問的是：我為什麼會生病？雖然目前的研究顯示：患者和一般人相比，在幾個腦區與腦部迴路有功能或結構上的異常；這些異常在治療後會往正常的方向改善。但距離我們徹底破解生病之謎，完治這類疾病；還蠻遙遠的。

可以確定的是：這些焦慮疾患，是許多內外因素交互作用下的結果；很難歸咎到單一成因。而且如本書所整理的：至少有 99 種不同的樣態。雖然它們彼此間差異很大，甚至還會互相衝突；但卻能跨越時空、種族與文化的界線，導致非常類似的焦慮表現。這一方面是突顯了人類思想與行為的豐富與多樣性，另一方面也暗示在這些不同的表現背後，可能有一些共通的致病機轉；是我們可以介入或調整的。這 99 種樣態，也提醒了「有病」的可能性有多大。每個人日常生活中的大小事與各種情境，都可能會讓人有無法控制的不適。這些不適也可能是內生性的，和外在因素無關。這樣的觀點，絕對不是要把這些不適「醫療化」；簡化成「只是」疾病。而是從人的豐富與多樣性出發，人應當很難是「完美」的。我們並非一個口令一個動作的機器人：連相對簡單的機器都會出錯了，何況是複雜百萬倍的人呢！

所以打開這本書：可以先看看那個知道的人不多，但困擾自己一段時間的問題；有沒有在那 99 種樣態裡面？如果有，知道原來有人也遭受和自己類似的困擾；而且數目還不少，應當會放心許多。如果沒有，可以抱持一顆開放的心；看看別人的困擾所在。雖然操煩的情境不同，但還是可以理解與互相支持。去汙名化，可以「安心」地討論這些困擾，是重要的第一步。從有類似困擾的人那邊，或許可以學到一些有用的「撇步」。也可以在造成日常生活與功能干擾時，更放心地去尋求專業協助。這本書的使用說明書：並不是拿來獵奇，看看那些「怪咖」怎麼會這樣？而是用來破除汙名化，讓人找到支持與安心的力量；更能接受與調適每個人的不完美。

譯者序

　　什麼是正常？什麼是不正常？多數人擁有的性格或樣貌就是正常的定義？可是，小眾不就是非凡？非凡不就是特別，為何我們不是喜歡和羨慕，卻是害怕想遠離，甚至還會有偏見的眼光呢？翻譯本書的過程中，這幾個問題持續浮現在我的腦袋瓜裡。或許，讀者在閱讀的過程中也會有一樣的感受，這應該就是藉由了解、不斷反思的過程。

　　我以前很怕貓，說我有恐懼症，我也不會否認，最討厭貓盯著我瞧的犀利眼神，更因為不知道神祕難測的貓咪下一秒會做出什麼舉動而感到不安和害怕。但，轉折點就是某任室友的貓咪「費拉」，這隻天使貓不只讓我不再懼怕貓，竟還讓我成了貓奴。可是，現在我又因為太愛貓、放不下心，所以不敢養貓，終究我害怕我的貓「一個人」在家太孤單！對，好怪的想法！讀完這本書，我已能大方承認自己的「怪」，這坦蕩蕩的滋味，倒也暢快！

　　翻譯本書的過程中，最大的挑戰應該就是病症名稱的翻譯了。有些英文名稱很近似，像 ACROPHOBIA 懼高症和 AEROPHOBIA 飛行恐懼症，就只差了一個字母，以及 AQUAPHOBIA 恐水症和 HYDROPHOBIA

懼水症，看起來就像只是換個稱呼方式，但其實都是各自不同的病症呢！另有些病症是尚未有中文譯名，又或者有太多不同的中文譯名，例如：棉毛恐懼症 BAMBAKOMALLOPHOBIA、安靜恐懼症 SEDATEPHOBIA，還有個英文名稱同時指向兩種病症，也就是錢財妄想症、冥王星狂熱的 PLUTOMANIA。裁定中文病症名稱的原則，我主要是參考作者凱特・莎莫史克爾（Kate Summerscale）在本書中提供的定義。因此，若讀者發現本書的中文病症名稱與他處稍有出入的話，也不必過於緊張。

凱特在本書中，細心提供英文病症名稱的源頭。為能讓讀者看出其中的關聯性與轉變過程，中文版刻意保留英文、拉丁文、希臘文等外文。舉個例子，現今英文稱幽閉恐懼症為 claustrophobia 乃源自拉丁文 claustrum「封閉」，但以前則被稱為 clithrophobia，源自希臘文 kleithron「鎖」，兩者其實都有描繪出該病症的特性。

另有個有趣的分享，魔憑妄想症的英文 demonomania 乃源自古希臘文 daimōn，原意是擁有超自然力量的靈體。依據《聖經》，未能善盡職責的天使會墮落進入黑暗（《猶大書》一章 6 節），殞落的天使就此成為惡魔的別稱，此外《地獄地圖》*裡寫道：「到了中世紀，有關惡魔的藝術創作才開始附加上邪惡的形象」（頁 97），因此藝術創作裡的惡魔形象本是光亮的天使，後來才變成黑暗狡猾的樣貌。這又讓我聯想到日本影集《Doctor-X》主角大門

未知子（Daimon Michiko），因為不擇手段也要救下病人的瘋狂個性，常被戲稱根本是 demon「惡魔」，但這角色取名的考量不只是發音近似而已，也在影射大門醫生看似惡魔但更有天使的一面！語言演化帶出文化意涵，很有意思吧！

　　回歸本書，書中解說許多心理的病症與可能原因，幫助我們理解之外，更協助我們反思自己的身心狀況，以及了解該如何與有病症的人相處。畢竟，我們心裡都清楚，自己其實或多或少也是有懼怕、狂熱的人事物：大家其實都是一樣的。

＊愛德華·布魯克西欽（Edward Brooke-Hitching），《地獄地圖：天堂、煉獄、生命交界，靈魂歸處的終極解答》（The Devil's Atlas: An Explorer's Guide to Heavens, Hells and Afterworlds），吳盈慧譯（臺北：創意市集，2022）。

前言

　　恐懼與慾望乃是驅動人類的力量，但有時我們卻又會被恐懼和慾望給束縛。

　　一七八六年，美國開國元勳班傑明・羅許（Benjamin Rush）開始瘋狂命名各種依戀型癖好。在此之前英文的「恐懼症」phobia（源自希臘的恐懼與畏懼之神佛波斯／Phobos）只用在生理疾病的症狀上，而英文的「狂熱癖」mania（源自希臘文的瘋癲）則是社會流行用語。

　　「我將恐懼症定義為對那想像出來之惡魔的害怕」，羅許寫道，「又或者是對那真實存在惡魔的過度畏懼。」羅許列出了十八種恐懼症，當中有對灰塵、鬼魂、醫生、老鼠的恐懼，另有二十六種新狂熱癖，包含有「遊戲狂熱」、「軍人狂熱」、「自由狂熱」。羅許的語調用字甚至常有幾分詼諧；他表示，受「回家恐懼症」（home phobia）折磨的男性，會覺得自己下班後是「被迫」得到小酒館一趟才行。而自此之後的一百年間，精神學家針對這些特性，則提出了更為錯綜複雜的解釋。從這些極度的恐懼與狂熱中，我們能見到個人與人類演化歷史的驚奇蹤跡，同時也彰顯出被我們壓抑掩蓋的動物本能和慾望。

　　到了十九世紀早期，羅許的清單上還持續新增了一連

串的狂熱癖，直到該世紀結束之際，又新增了一堆恐懼症與狂熱癖在名單之中。

這些恐懼症包含對公共場所、狹小空間、臉紅、被活生生掩埋的非理性畏懼感（特定場所畏懼症、幽閉恐懼症、赧顏恐懼症、活埋恐懼症）。狂熱癖則是包含跳舞、遊蕩、數數、拔毛的衝動（舞狂、漫遊癖、計算癖、拔毛癖）。後來，人們又繼續發現新的焦慮症：無手機恐懼症、棉毛恐懼症、小丑恐懼症、密集恐懼症。許多恐懼症還擁有不只一個名字——舉例來說，對飛行的畏懼，本書使用的英文是 aerophobia，但也可稱為 aviophobia、pteromerhanophobia，或著更直接一點也可以用 flying phobia，全都是懼怕飛行的意思。

所有的恐懼症和狂熱癖都是文化的產物：每個病症被診斷（或是被發明）出的當下，就改變了我們看待自己的方式。本書裡所記述的病症之中，有少數幾個其實並不是精神科學的診斷結果，而是因為偏見而產生的命名，如恐同症、恐外症；或是嘲弄一時興起的狂熱或流行，如披頭四狂、鬱金香狂熱，又或是拿來開玩笑用的回文恐懼症、長串字恐懼症等等。

但相對的，本書收錄的其他絕大多數病症都是真實存在，有些還是會讓人飽受磨難之苦的疾患。恐懼症和狂熱癖揭露出我們的內在狀態，我們的退縮畏懼與渴求悸動，也就是那些在腦袋瓜裡無法放下的一切。整體來說，這些病症都是我們時下相當普見的焦慮病症。

文學學者大衛・特拉特（David Trotter）觀察發現，
「恐懼症代表焦慮感已達到能夠被感覺到的明顯程度，其
特性也已獲確認。因此，我們可以與之對抗，但也可放任
發作」。同樣地，狂熱癖會把大量的畏懼與渴望，全給濃
縮緊湊在一起。這些私密的癡迷行為乃是神智正常的人的
一時瘋狂狀態，或許正是因為這些瘋狂行徑讓我們的畏懼
與想像得以具體化，所以我們才得以保持明智，才能假裝
每件事情都很有道理，然後繼續活下去。

　　　　　　＊　　　　＊　　　　＊

　　根 據 美 國 精 神 醫 學 學 會（American Psychiatric
Association）於二〇一三年出版的第五版《精神疾病診斷
與統計手冊》（Diagnostic and Statistical Manual），診斷
為恐懼症的畏懼狀態一定要很強烈又無理，並持續達六個
月以上，同時還會迫使個人為了躲避畏懼的環境或物品，
進而影響到正常作息的程度。其中，社交恐懼症（對社交
場合有著極大畏懼感的表現）與五大特定恐懼症獨立區
分，這五大特定恐懼包括：動物型恐懼症；自然環境型恐
懼症（如：懼高、怕水）；還有血液、注射、傷口型恐懼
症；狀態型恐懼症（如：被困在封閉空間裡）；以及其他
種類的極度懼怕，像是畏懼嘔吐、窒息、噪音。
　　比起其他焦慮症狀，某些特定恐懼症的治療效果很

明顯。儘管如此，大多數人仍不會表態自己患有恐懼症，反倒選擇去避開懼怕的東西。據悉，每八名恐懼症患者之中，只有一位會尋求協助，因此難以估算恐懼症究竟有多普及。二〇一八年，醫學期刊《柳葉刀精神病學》（The Lancet Psychiatry）有篇文章，整理一九八四年到二〇一四年間的二十五份調查報告，發現我們當中有 7.2％的人，一生之中可能都經歷過某種恐懼症。另外，二〇一七年世界衛生組織（World Health Organization）調查分析二十二個國家的資料之後，也得到相似的結論。這些研究顯示，比起成人，某些恐懼症較常發生在孩童身上，老年人患上特定恐懼症的比率是孩童的一半，而女性患者是男性的兩倍。這說明了，平均每十位女性就有一位曾經歷過恐懼症，男性則是每二十位會有一位。國家級調查結果顯示，美國另有 7％的人患有社交恐懼症，英國則是 12％。

以上數據都是針對恐懼病症，也就是會影響到日常生活的疾患。不過，有更多人擁有的是輕微的反感或畏懼感，有時我們也直接稱作為恐懼症，例如非常討厭在公開場合發言、看牙醫、雷聲、蜘蛛等等。有超過 70％的美國人表示，他們曾湧上毫無來由的畏懼感。當我著手為這本書做調查研究工作時，我不覺得自己患有任何一種恐懼症——排除青少年時期的我很害怕臉紅，也害怕飛行，搭機時會一直感到很焦慮等部分——但在研究工作結束時，我卻幾乎都可以成功說服自己擁有所列的每一個恐懼症。而且有些懼怕感來得速度之快，光是靠想像就會發作。

引發這些病症的原因，至今仍充斥著不同的看法。像是對特定物品、文字、數字的恐懼症，看起來似乎能歸因於古老的迷信，或是多神教信仰殘留下來的痕跡。美國心理學家格蘭維爾‧史坦利‧霍爾（Granville Stanley Hall）在一九一四年發表的文章中，分類出一百三十二種恐懼症，經觀察發現，有些孩童會因為被嚇到而患上妄想恐懼；霍爾指出，驚嚇是「恐懼症的多產之母」。西格蒙德‧佛洛伊德（Sigmund Freud）於一九〇九年兩項著名的研究中如此分析恐懼病症，他認為恐懼症是被抑制住的畏懼，爾後才被轉移到外部物品之上，是焦慮的外顯表現，也是對抗焦慮的防衛機制。「逃離內在的危險是很艱難的冒險」，佛洛伊德解釋道，「人可以藉由逃避，把自己從外部危險之中解救出來」。

另一方面，演化心理學家（evolutionary psychologist）則認為，許多恐懼症都是適應調整後的結果：我們大腦的本能會怕高、怕蛇，為的是要預防自己從高處墜下或是被蛇咬；我們之所以會厭惡老鼠和蛞蝓，為的是要保護自己遠離疾病。此種類型的恐懼症，可能就是我們演化傳承下來的一部分，透過「生物性的預先準備」（biologically prepared）的懼怕感，庇護我們免受外來的威脅。恐懼症的反應，感覺就像是本能性的反射動作；偵測到有威脅性的物品或情況時，我們的原始大腦就會分泌化學物質，幫助我們起身戰鬥或是逃離現場，而我們的生理反應——發抖或畏縮、發熱或噁心的感覺——此時就會

控制住我們。

　　演化一說或許有助於解釋，為何女性患上恐懼症的情況與男性不成比例，其中又以生育期女性的情況更為嚴重：女性的危機感增強後，才可保護後代與自己。不過，女性較常患上恐懼症的原因，可能也是因為社會環境對女性較不利所致，因此女性會感到害怕的理由自然也比較多，另外也可能是因為女性害怕時，更時常被說是在無理取鬧，因此未獲得正視。以演化觀點來看恐懼症者，其架構都是事發後的說明解釋，也無從解釋每一種恐懼症，更無法說明為何有些人會有恐懼症，但有些人卻不會有。一九一九年，美國行為心理學家約翰·博德斯·華生（John Broadus Watson）和羅莎莉·雷納（Rosalie Rayner）設計了一項實驗，證實恐懼症可以透過某些條件設定而被誘發出來。一九六〇年代，亞伯特·班度拉（Albert Bandura）也證明恐懼症可藉由學習而得，只要直接暴露在他人（如父親或母親）的焦慮與非理性懼怕之下即可；家族內，經由病例傳承的畏懼感，效果跟基因傳承不相上下。不過，即使我們有傾向會患上某種焦慮，仍需要有特定經歷或教訓來誘發才會成真。

　　如果恐懼症是有股衝動想要避開某樣東西，那麼狂熱癖通常就是有股衝動想要去接近某件事情。十九世紀初的時候，偉大的法國精神學家傑昂—艾堤安·艾斯基羅（Jean-Étienne Esquirol）構想出偏執狂或特定癖好的概念想法，到了二十世紀時，同為法國人的皮耶·賈內

（Pierre Janet）細心記錄數起案例，全是罹患該種病症的男女病患。本書中的狂熱癖，大多都是聚焦在物品、行為或想法上的強迫性行為，譬如：拔取毛髮、囤物。此外，狂熱癖的流行程度難以估算，部分原因是因為現代醫學已把許多病症分類完成，如：上癮、強迫症（obsessive-compulsive disorder）、專注在身體上的重複行為障礙症（body-focused repetitive disorder）、衝動控制疾患（impulse-control disorder）、邊緣型人格疾患（borderline personality disorder）。就跟恐懼症一樣，有時狂熱癖會被歸因是腦內化學物質不平衡，有時則被歸為心裡難受或是有禁忌的感受。病患往往把稀鬆平常的慾望給放大，想要極端大笑、大叫、購物、偷竊、說謊、放火、做愛、亢奮、摳結痂、陷入苦痛、被愛慕等。

除了這些個人擁有的衝動感，本書也整理出數種集體性狂熱，人們會一起跳舞、狂笑、顫抖或是尖叫。舉例來說，一八六〇年代阿爾卑斯小鎮莫爾濟訥爆發的魔憑妄想症，一九六〇年代坦尚尼亞一座湖泊周圍則有數個小鎮出現集體狂笑。這兩起事件之中，身體的抽搐狀況可視為一種反抗，內在莫名的感覺湧現而出，而成為外顯行為。有時，這會迫使我們重新思考「到底什麼才是理性？」當我們認定某樣特定行為是種狂熱癖或恐懼症時，等於是在文化上與心理上畫出疆界：彰顯我們社會文化架構出來的信念與想法；然而，隨著時間轉動，某個時間點爆發集體危機時——戰爭、傳染病——那麼這個疆界就會迅速變化。

　　恐懼症或是狂熱癖的作用就像是一道符咒，賦予某件物品或某樣行為神祕的涵義，更使它們具備力量來操控、改變我們。這些病症可能會讓人煩躁不已，但也讓我們所處的這個世界，變成猶如童話般可怕且生動。它們像是對生理施展魔法般的擒拿術，同時也在此過程中揭露了出我們自身的奇異之處。

如何使用本書

本書收錄的恐懼症與狂熱癖，係以英文字母順序排列，另外也可以依主題分類，如下：

畏懼**動物**一般就稱為動物恐懼症，而對特定類型生物感到不悅包含有蟎蟲恐懼症、恐貓症、蜘蛛恐懼症、兩棲動物恐懼症、恐犬症、恐蟲症、恐馬症、懼鼠症、懼蛇症、恐鳥症。

我們會覺得**不舒服的質地**，有棉毛恐懼症、皮毛恐懼症、羽毛恐懼症、密集恐懼症。

使我們著迷好幾百年的**集體狂熱**，包含有集書狂、披頭四狂、魔憑妄想症、一九六〇年代發生在坦尚尼亞女學童身上的狂笑癖、錢財妄想症／冥王星狂熱、囤物癖。十七世紀荷蘭人因鬱金香為之瘋狂，稱為鬱金香狂熱，而中世紀歐洲爆發強迫性舞蹈，稱為舞狂。

找上我們的**大規模恐懼症**，包含獨木舟恐懼症，於十九世紀晚期影響了格陵蘭獵捕海豹的因紐特人，以及一百年後出現在美國的小丑恐懼症。

對於我們**人體**的害怕或不適，展現出來的恐懼有血液、注射、傷口恐懼症、看牙恐懼症、嘔吐恐懼症、年長

恐懼症、分娩恐懼症。我們當中，有些人還會出現懼臭症，有些人則是有公廁小便恐懼症。

　　無生命的物件之中，最常成為恐懼注目焦點的是氣球爆破恐懼症、按鈕恐懼症和人偶恐懼症。強迫性囤積物品稱為囤物癖，而衝動性購物是購買癖，至於衝動性竊取則是偷竊癖。

　　書中談到許多恐懼症與狂熱癖，都是從**演化性目的**的概念而來，為何我們有些人看到血會昏倒？這就是血液、注射、傷口恐懼症；蜘蛛恐懼症依舊是個謎團，不但是非常普見的恐懼症，也是所有畏懼感之中，最常被探究的一種。我們的懼高症看來顯然是種自我保護；此外我們還有恐水症、懼水症、海洋恐懼症、雷電恐懼症、幽閉恐懼症、森林恐懼症、特定場所畏懼症、黑暗恐懼症，也都是有保護作用。有衝動想要尋求保護免受傷害，其原因可能也與厭惡相關的恐懼症有關，如：鬍鬚恐懼症、被污恐懼症、恐蟲症、密集恐懼症。相同的感受可能也會引發強迫性行為，如：拔毛癖、剝甲癖、皮膚搔抓症、囤物癖。更甚者，看牙恐懼症和赧顏恐懼症也都可以追溯到人類物種最早的歷史。演化心理學家提醒了我們，無畏無懼恐懼症可是會致命的，另外有些學者認為懼蛇症說明了我們人類為何會感到焦慮，也解釋了語言與想像一開始是如何出現的。

　　新科技帶來飛行恐懼症、鐵軌恐懼症、電話恐懼症。

　　對**飲食**的厭惡感則是會出現雞蛋恐懼症、爆米花恐懼

症，至於患有嘔吐恐懼症或是窒息恐懼症的人，則是會選擇拒絕飲食，還有就是強烈的飲酒慾望，稱為嗜酒癖。

有**強迫性觸碰**慾望的，稱為觸摸癖，而害怕被觸碰到的，則稱為被觸控恐懼症。對**毛髮**執著的情況，則有戀髮癖、鬍鬚恐懼症、拔毛癖。畏懼**清洗**，稱為洗澡恐懼症，至於清洗的衝動則是源自被污恐懼症，即害怕灰塵或是細菌。

畏懼**分離和被遺棄**則是會出現幽閉恐懼症、睡眠恐懼症、悲傷癖、孤單恐懼症、無手機恐懼症、黑暗恐懼症、安靜恐懼症、活埋恐懼症。

我們**因為他人**感到焦慮，或稱為社交恐懼症，則是會以特定場所畏懼症、赧顏恐懼症、被笑恐懼症、公開發言恐懼症、公廁小便恐懼症等形式出現。害怕、憎惡特定族群的人，則被稱為恐同症、恐外症。

強迫型癖好有非常多種，包含猶豫癖、計算癖、漫遊癖、書寫癖、殺人偏執狂、大叫癖、偷竊癖、謊語症、女子淫狂、購買癖、縱火癖。

有些恐懼症和狂熱癖的名稱只是**好玩**，是為了譏諷或是玩文字遊戲，不是真的用來形容真實病症，如：回文恐懼症、工作恐懼症、贈與癖、長串字恐懼症。

最常見的恐懼症與狂熱癖治療方法是**認知與行為療法**，詳述於懼高症、恐貓症、蜘蛛恐懼症、飛行恐懼症、

兩棲動物恐懼症、血液、注射、傷口恐懼症、雷電恐懼症、恐犬症、公開發言恐懼症、偷竊癖、被污恐懼症、黑暗恐懼症、剔甲癖、人偶恐懼症、懼音症、窒息恐懼症。行為主義學家試圖誘發恐懼症一例，列於皮毛恐懼症。

對**數字**的癡迷，有計算癖、十三恐懼症、恐四症。

對**文字**的癡迷，則是有字狂、長串字恐懼症、回文恐懼症、集書狂、書寫癖。

有關狂熱癖與恐懼症的**心理分析**概念，列於特定場所畏懼症、蜘蛛恐懼症、計算癖、幽閉恐懼症、皮毛恐懼症、報顏恐懼症、藻類恐懼症、恐馬症、偷竊癖、懼鼠症、被污恐懼症、謊語症、黑暗恐懼症、購買癖、恐鳥症、人偶恐懼症、縱火癖、鐵軌恐懼症、恐外症。

我們各種對**噪音**的畏懼感，包含雷電恐懼症、氣球爆破恐懼症、電話恐懼症、懼音症，至於安靜恐懼症則是害怕寂靜。

瀕於**幻覺**的恐懼症與狂熱癖，包含有蟎蟲恐懼症、魔憑妄想症、唯我癖、被愛妄想症、懼水症、誇大妄想狂、縮小妄想症、被污恐懼症。最後，還有普汎性恐怖，就是畏懼所有東西。

目錄

洗澡恐懼症

ABLUTOPHOBIA

　　害怕洗滌，也稱為「洗澡恐懼症」，這英文字的組成源自拉丁文沖洗意思的 adluere，以及希臘文懼怕含義的 phobia。此恐懼症對孩童的影響特別大，但往往是嬰幼兒時期經歷過暫時性恐懼，不過有時也會持續許多年。一位 17 歲的女孩曾告訴美國心理學家格蘭維爾・史坦利・霍爾，直到 11 歲之前，她每次洗澡時總是會恐懼尖叫。另有一位青少年也告訴霍爾：「被強迫洗澡的時候，我總是全身僵硬、雙眼腫脹！害怕恐懼到幾乎快要痙攣了！」

　　十九世紀初期的法國裡，害怕洗滌很常見，因為許多法國人相信塵土是避免生病的保護層，而汗臭味則是健康與性活力的證明。也如歷史學家史蒂芬・茲達尼（Steven Zdatny）所述，對一個認為裸體即是羞恥的社會來說，怎樣都很難接受要把身體好好洗乾淨。法國鄉村一處醫院裡，有位女士正大發雷霆，因為醫生建議她洗個澡，她氣著說：「我都 68 歲了！我從來就沒有洗過那裡！」當時的上流階級也差不多有著一樣嚴謹的態度；龐吉伯爵夫人（comtesse de Pange）回憶指出：「那時候，我們家裡沒有一個人泡過澡！把身體浸到水裡、露出脖子，光是想就很不正經。」到了十九世紀下半葉，由於科學家證明了塵土與疾病傳播有相關性，因此學校教師試著教導學童現代衛生習慣，但學童可都沒拿過海綿洗澡，也沒把自己浸到

水裡過。同樣地，法國軍方也開始向新兵灌輸保持乾淨的衛生習慣，並於一九〇二年出版《衛生手冊》（Manuel d'hygiene），指導士兵如何刷牙、擦拭身體、穿著襯衣。法國北部杜埃市（Douai）有名砲兵表示自己害怕洗澡，為此指揮官下令要強行幫這位年輕砲兵洗滌，接著數位大兵把這位髒兮兮的同袍拖到澡堂，強迫沖澡。茲達尼表示，這位砲兵於八天之後身亡，死因正是水觸碰到肌膚的感受，以及隨之帶來的恐懼與驚嚇。

參見：恐水症、懼水症、被污恐懼症、海洋恐懼症

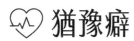

猶豫癖

ABOULOMANIA

一九一六年，美國精神分析師雷夫・瑞德（Ralph W. Reed）治療了一位22歲無法下決定的銀行員，此人「面對每天的例行事務，仍是會持續不斷懷疑自己做得對不對、是不是合理」。每次把一欄數字加總完成後，都會感覺被迫回頭去檢查，檢查之後，接著還要再繼續檢查。每一次的計算工作，總是痛苦地重複驗證，相當費時費力。瑞德發現，這種心理上的猶豫不決，常會伴隨多疑幻想：對於已發生或可能會發生的事情，相關疑慮與想法都會消失。瑞德給這位銀行員的診斷，就是患上了猶豫癖。

該英文字的組成是希臘文的 a（喪失）、boulē（意志）、mania（狂熱），乃是神經學家威廉·亞歷山大·哈蒙德（William Alexander Hammond）於一八八三年命名而成。依據哈蒙德的解釋，猶豫癖是「一種精神失常，特徵是意志呈現遲鈍、動彈不得、不知所措」。哈蒙德講述一位美國麻薩諸塞州的男性病患，著裝和脫裝的時候都會被無法做決定的感覺給侵襲。他想脫下一腳的鞋子，立刻就會開始想是不是應該先脫另一腳的鞋子，有好幾分鐘的時間就這樣無助地在兩腳之間猶豫著，接著想說站起來在房間裡走動一下、好好思索一番，然後可能就會瞥見鏡中的自己，看到領帶之後便會想說：「喔！這當然是應該先脫掉的東西了！」可是，當他要解領帶的時候，又會再次猶豫起來，為此感到相當無助！哈蒙德寫道：「要是他獨處的話，那麼這情況就會一直持續下去，直到最後發現自己沒有脫去身上的任何一件衣飾！這樣的情形他早已習以為常。」

　　一九二一年，法國精神科醫師皮耶·賈內把這類影響的感受形容為「不完整」，這造成他們一直感到不滿意，好像遺失掉什麼東西一樣。賈內寫道：「他們看著自己，由於觀察到了，也因為替自身感到焦慮，所以會掉進一種持續性的自動分析（auto-analysis）中，然後自己就成了心理學家；某層面來說，這是一種心智疾病。」賈內認為猶豫癖是一種無法擺脫的念頭，發自於自我意識，乃是省思自我想法的傾向，可能會釀成的失調情況。

把慢性不確定狀態（a state of chronic uncertainty）歸類為強迫性行為（compulsion）似乎有點奇怪；但比起無法下決定的強烈情緒，無法做決定看起來比較像是害怕犯錯。不過，哈蒙德把無法控制的懷疑確立為狂熱症狀，並提醒我們這種病症不只是欠缺決心，而是一個非常強大的情緒狀態。在此混亂騷動、痛苦難耐之中，所有的可能性都還是會發生，多樣不同的未來可能也在相互推擠，同時也沒有一個可能性被關閉。

參見：計算癖、被污恐懼症、囤物癖

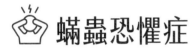 蟎蟲恐懼症

ACAROPHOBIA

一八九四年由法國皮膚科醫師喬治‧帝比耶煦（Georges Thibierge）首次診斷而得，蟎蟲恐懼症（英文源自希臘文 akari，意指蟎）是一種對微小昆蟲的深度恐懼，且可能會演變成相信微型生物侵入身體的想法。「蟻走感」（formication）的癢痛感受可能單單出自想像，但也有可能是帶狀皰疹（譯注：俗稱蛇皮）、肺結核、梅毒、皮膚癌、女性停經、營養不良的生理狀況，另也可能是由農藥、甲基安非他命、古柯鹼誘發引起的症狀。

由於癢的感覺很容易影響其他人，因此蟎蟲恐懼症的

幻想有時也會人傳人。一九六○年代，美國公共衛生官員威廉·沃爾德倫（William G. Waldron），負責調查洛杉磯（Los Angeles）數起工作場域的昆蟲叮咬案件通報。沃爾德倫前往一處航空票務中心，這裡的每一位女性員工都遭受過刺癢感，腳踝上方的絲襪還會出現一點「拉扯」的感覺。前提是沃爾德倫沒有找到半隻昆蟲，因此猜測這些女職員可能接觸到了靜電，而靜電來源是辦公桌下沒有覆蓋住的電話線。沃爾德倫還發現，一百五十位員工的士氣都很低弱，猜想可能是因為高壓的工作環境造成員工有刺癢、煩躁的感覺，畢竟這裡的員工得連續待在辦公桌前好幾個小時，處理複雜的電話票務，且還有三位主管就一直待在辦公室另一端的暗室裡，監督大家。因此，沃爾德倫建議航空公司把電話線覆蓋起來，並把督察辦公室裡的燈點亮。之後，這裡的女員工告訴沃爾德倫，他們已經沒有癢的感覺了。

　　為了把蟲子趕走，有些蟎蟲恐懼症病患會把肉，從臉、脖子或手臂、頭皮、胸口、腋下、私處上給摳下來。一九二○年代，路易斯·布紐爾（Luis Bunuel）到巴黎一間旅館拜訪過藝術家薩爾瓦多·達利（Salvador Dali），之後寫道：「我發現他赤裸著上半身，背上有一塊很大的繃帶包著。據說，他認為他感覺到有隻『跳蚤』或是其他奇怪的野獸，所以拿了剃刀對著自己的背回擊。由於失血過多，就請旅館經理找醫生來，結果醫生發現所謂的『跳蚤』，其實只是一顆痘子罷了。」一九二八年，

布紐爾與達利合作的電影作品《安達魯之犬》（Un Chien Andalou）裡，開場就是有一把剃刀劃破眼珠子，隨之一團果凍膠狀物掉了出來；後來，男人的手掌上不斷傾瀉出成群的螞蟻，就是從那血肉的洞口不斷湧出怪異的生物。

參見：蜘蛛恐懼症、皮膚搔抓症、恐蟲症、動物恐懼症

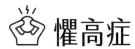# 懼高症

ACROPHOBIA

　　義大利醫師安德烈亞‧維爾加（Andrea Verga）於一八八七年發明了這個詞彙，而他自身也蒙受身處高處會產生病態恐懼之苦。維爾加解釋，這類型的病患「爬上階梯時會心悸，乘坐雙層巴士的上層會感到很不舒服，甚至連從二樓窗戶往外望都會感到不適」。該英文單字衍生自希臘文 acron，意指高峰。維爾加形容此病症的主要症狀就是暈眩，即頭暈旋轉的感受。

　　我們約有 20％ 的人會害怕待在高處，而約有 5％ 的人會產生懼怕感。之所以會這樣，有時是因為過往曾有痛苦難忘的創傷經歷──一九五八年亞佛烈德‧希區考克（Alfred Hitchcock）的作品《迷魂記》（Vertigo）裡頭的探長，正是因為親眼看到自己的同仁從高處墜落身亡，所以才出現懼高症狀──不過，每七位懼高症的患者之中，

只有一位曾有過類似的意外經驗。事實上，二〇〇二年有項針對患有懼高症的 11 歲和 18 歲青少年所做的研究，發現這兩個族群甚少有過登高的經驗；這樣說來，誘發或加劇這群青少年病症的原因，似乎是因為不熟悉身處高處的感覺所導致。

一八九七年，格蘭維爾・史坦利・霍爾分析了八十三個與懼高症和「重力相關」的恐懼案例，其推論認為懼高症的根源乃是原始性焦慮，也就是「直覺本能的感受」，這可是「比智能的發展還要古老、久遠」。霍爾的許多位研究對象表示，當發現自己身處高處時，就會出現「突然的頭暈目眩、噁心、顫抖、喘氣或窒息感」，接著的反應就是「身體變僵硬、暴怒、緊握雙手、用力咬牙」。不過，很奇怪，許多位患者似乎不是害怕會不小心墜落，而是怕自身「一躍而下的本能直覺」。「衝動的感覺很常見」，霍爾寫道，「通常都是很突然的感覺，想要把自己扔出高塔、窗戶、屋頂、高橋、教會或劇院的高處廊台、懸崖等等」。有些患者會緊抓欄杆或是身旁的人，為的就是要制止自己從懸崖墜落來「結束一切」。有位男性病患承認，自己很容易讓「墜落的優雅愉悅感」給誘惑；霍爾繼續寫道，其他病患被躍入空中的「美好感受」所吸引，想像自己可以用「衣服、陽傘、拍動雙手或雙臂，像翅膀一樣支撐住」。

霍爾表示，懼高怕的不只是下場慘烈的墜落，也怕自身的各種原始性衝動，這衝動或許就包含渴望跳躍或飛

翔。霍爾寫道，「人類最害怕的是自己，因為自己對於自己內在的原始本性認識太少，而原始本性可能會奪走、控制幾近全部的身體和靈魂」。霍爾非常著迷於查爾斯·達爾文（Charles Darwin）和西格蒙德·佛洛伊德，也逐漸對懼高症有了新的認識，表示恐懼不只是演化調適的結果，也是個體精神內在發生衝突的後果，而暈眩的旋轉可能可以視為對於渴望的頭暈目眩。

一九八四年，小說家米蘭·昆德拉（Milan Kundera）在其著作《布拉格的春天》（The Unbearable Lightness of Being）問道：「什麼是暈眩？是害怕墜落？不是，暈眩是超乎害怕墜落之外的玩意。那是我們內心的空洞之聲，想要誘惑我們、勾引我們，那更是想要墜落的渴望。我們為了保衛自己而抵抗，所以便會感到恐懼。」

有些心理醫師認為遭受懼高症之苦的人，乃會過度關注和誇大解讀自己身體的感知。曝露療法（exposure treatments）會鼓勵病患爬往高處，接著等待恐懼感消失。一開始，病患的心跳會加快，身體內的腎上腺素大量流動，喘氣的頻率也會加快；不過，10 到 15 分鐘之後，心跳就會逐漸和緩，腎上腺素下降，喘氣頻率也會變慢。藉由等待恐懼症狀消失的過程，病患可學習把身處高處與一般正常感覺串連在一起。

二〇一八年，英國牛津大學徵求到一百位懼高症患者從事隨機試驗（a randomized experiment）。參與者填寫完量測自身對高處恐懼的問卷之後，有一半的人接受沉浸

式虛擬實境療法（immersive virtual-reality therapy），另一半則做為控制組。約莫兩週的時間裡，為時 30 分鐘的療程共計有六次，虛擬實境組在療程中戴上頭戴裝置，在虛擬的十層樓辦公室往上爬。同時，還要從事多種不同的活動，可能在一樓時要從樹上救下一隻貓，可能要站在下一層樓的邊際彈奏木琴，也可能是要把球丟出窗外給其他人。參與者透過此種方式，獲取逐步往上爬升時的安全記憶。

試驗結束時，參與者再次填寫問卷。虛擬實境組的懼高病症下降了將近 70％，而控制組的恐懼感降幅則是不到 4％。過了兩週之後，參與者又再填寫問卷，虛擬實境組的問卷結果中，有超過三分之二低於試驗一開始的懼高條件：他們不再有了懼高症！該項研究的作者提出結論表示：「比起與心理諮商師那最棒、面對面的心理介入療法，此治療法所發揮的作用，至少也一樣好的，且其實效果很有可能是更好。」

參見：飛行恐懼症、特定場所畏懼症

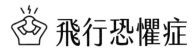 飛行恐懼症

AEROPHOBIA

　　Aerophobia（源自希臘文 aer，空氣的意思）這個英

文單字原本是用來形容對微風感到膽怯，這是狂犬病受害者常會出現的症狀，不過現今常用來描述對於飛行感到害怕。許多人都有過這類懼怕的經歷；根據估計，我們之中有2.5％的人，其害怕程度已達到恐懼程度。一九八二年，波音公司做了估算，要是每個人都能克服害怕飛行，那麼美國航空產業每年可再賺取十六億美元。二○○二年，即九一一攻擊事件的隔年，飛行恐懼症對死亡率起了重大影響：由於許多美國人移動時選擇不搭飛機、改為開車，使道路交通意外的死亡人數增長了一千五百九十五人。

飛行的風險非常低。二○○六年，美國哈佛大學的調查發現，個人死於墜機的機率是一千一百萬分之一，相較於道路意外，其身亡機率則是五千分之一。近期的心理研究顯示，我們對於罕見事件的關注力，遠高於時常發生的事件。此外，一九七○年代率先採用認知行為療法（CBT，cognitive behavioural therapy）的亞倫·特姆金·貝克（Aaron T. Beck）表示，此種焦慮不只是架構在可能會遇上令人害怕的意外事件，也架構在這事發生時會有多慘烈無助、無法逃脫的感知之上。害怕飛行，這份擔憂終究不是因為我們的飛機可能會墜毀，而是如果我們飛了，那麼可能就得經歷那無從想像的恐懼，這才是可怕的地方。

一九八六年，朱利安·巴內（Julian Barne）的小說《凝視太陽》（Staring at the Sun）裡頭，有個角色人物清楚描述了航空旅行所喚起的痛苦與折磨想法。格雷戈里

（Gregory）思索著當飛機墜落，這應該會是最糟糕的死亡方式；被安全帶綁在急速墜落飛機的椅子上，周圍其他乘客的尖叫聲，你深知自己的死期不遠，這種死法既暴力又簡陋寒酸。「你和耳機、椅背套死在一起」，格雷戈里繼續想著，「你跟著一個塑膠製的折疊小桌一起死，這桌上還有一個圓型凹洞，這是用來穩穩放置咖啡杯用的。你跟著頭頂上方的行李架一起死，也跟著塑膠製的窗戶遮陽板一起葬身。」當飛機撞擊陸地時，也會一併摧毀陸地上那些不起眼的文明象徵，而你的性命並不具備任何意義。格雷戈里又繼續想著，「你死在家園裡，但不是在自己家，而是在別人的家。這位別人你不認識，他是莫名招來一大群陌生人到家裡來的。在這樣的情況之下，你如何認為你個人的滅絕是悲慘哀痛的？又或是很重要，甚至事關重大呢？這或許只是在嘲弄你的死亡罷了。」

飛行恐懼症的患者痛恨的是，飛行過程中得承受任憑擺佈之苦。有些人害怕飛機故障，機師就無法控制機身；有些人則是害怕自己會恐慌發作而無法控制自己。這類型的恐懼可能源自於有過可怕的飛行記憶，也有可能是因為墜機和劫機的新聞報導，也有可能是因為災難片所致。有些飛行恐懼症患者的生理很容易受到航空飛行的影響，舉例來說，可能飛行過程會發生內耳功能失調，導致頭暈目眩，也有可能因為缺氧而感到恐慌。至於得搭乘飛機的患者，有五分之一的人表示，會使用酒精或是鎮靜劑來緩解焦慮。

　　由於飛行恐懼症的症狀包含有行為上、生理上、認知上的成分，因此常會施以認知行為療法。一般來說，患者會被鼓勵去分析自己不由自主對飛行所產生的扭曲想法。舉例來說，患者傾向認為搭機必會發生重大災難（認知過度概括）、傾向兩極化發展（全無或全有的想法）、傾向過度在意負面感知和內在感受。治療師則是提供有關航空旅行的資料，如：飛機如何運作、亂流的原因、墜機的機率等等，而患者接著要寫出飛行整個過程中，從整理行李到起飛、到降落的各種恐懼。然後，患者接連想像各種不同感到壓力大的情境，再教導患者放鬆的技巧。此種療法的最後一步，就是讓飛行恐懼症患者以實際或是虛擬的方式搭乘飛機。

　　面對自身的恐懼，有些飛行恐懼症患者會有點迷信，認為正是因為自己會感到害怕，所以至今才能受到保護、免於災難。艾瑞卡‧鍾（Erica Jong）一九七三年的小說《怕飛》（Fear of Flying）的一開端，有架飛機正在起飛，此時伊莎多拉‧溫（Isadora Wing）的手指頭、腳指頭、乳頭都變僵硬，胃也往上翻滾，心臟則是跟著飛機引擎在尖叫。隨著飛機爬升，伊莎多拉維持著強烈的專注力。她解釋道：「我偶然發現，唯有我自己的專注力……才可以讓這架大鳥保持在空中飛翔。每次成功起飛後，我都會恭喜自己，但又不能過於欣喜，因為我個人也相信一旦變得過度自信，對飛行真的放鬆了，那麼飛機就會立刻墜毀。」小說故事的結尾，伊莎多拉獲得自由，具有創意、魅力又

富有情感，也擺脫掉認為自己的焦慮才能讓飛機保持飛行的虛幻想法。

參見：懼高症、特定場所畏懼症、幽閉恐懼症、嘔吐恐懼症、鐵軌恐懼症

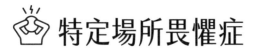

特定場所畏懼症

AGORAPHOBIA

一八七一年，德國柏林精神科醫師卡爾·奧圖·衛斯費爾（Carl Otto Westphal）創了這個名字，他發現自己有幾位患者穿越市區會出現恐懼症狀。一位 32 歲的患者是到處移動的業務員，畏懼某些特定區域，特別是凋零的街道和店面關閉的街區，像是在城市的郊區有許多空屋，此時這位患者的神經就會整個崩潰。但是，這位患者同樣會被繁忙吵雜的空間所困擾，一旦上公車或是進入劇院時都會感到心悸。

另一位患者是位 26 歲的工程師，他表示當自己來到一個空曠的空間時，感覺就像是有個東西緊捏住自己的心臟。衛斯費爾寫道，「他的臉變紅變熱，害怕的感覺越發激烈，可能還會轉為面對死亡般的真實恐懼感。他心裡頭有股不安全的感覺，步伐因此變得膽怯。而且，似乎在他眼裡，路面上的鵝卵石也開始交疊融化。」這位工程師把

自己穿越市政廣場的恐懼，比擬成從一處窄小的河道游泳到湖泊那般；他會迷失方向，儘管成功穿越抵達另一頭了，也很難記得清自己是如何辦到的：穿越廣場的記憶很模糊，就像是一場夢一樣。

衛斯費爾還有病患表示，要是有人陪著一起走的話，感覺比較不會那麼害怕，又或者是緊貼著廣場上的建築物走，抑或跟著四輪馬車一起走，都會覺得比較不恐怖。另有位病患表示，回家的路途上，望向小酒館外的紅燈籠，則會得到撫慰的感覺。使用拐杖也可以稍微減輕一點焦慮感，喝啤酒或葡萄酒也可以。衛斯費爾曾聽過一位住在柏林東邊德利堡（Driburg）的牧師，每次走出戶外，都會打開雨傘來遮蔽自己，宛如和教會的拱頂一起隨行。

AGORAPHOBIA——源自希臘文 agora，市集之意——是個很廣泛使用的字，可用以指稱社交恐懼、離家恐懼、對擁擠的恐懼、對空曠地點的恐懼，甚至還有對害怕的恐懼。大衛·特拉特（David Trotter）在《恐懼症的用途》（The Uses of Phobia）一書中提出解釋，此症狀與現代生活的壓力有所關聯。一八八九年，維也納建築師卡米洛·西特（Camillo Sitte）把特定場所畏懼症歸咎給歐洲城市的快速變遷，蜿蜒小徑和搖搖欲墜的建築物都被夷為平地，改建成寬廣大道和寬闊的紀念廣場。就此，市場廣場似乎變成了險境，街道則成了深淵。

一群來自巴黎的病患找上精神科醫師亨利·萊葛雷

德・索樂（Henri Legrand du Saulle）諮商，原因是自身患有 peur des espaces（害怕空間感）的毛病，每每走到邊緣處時，都會變得舉棋不定。不管是市政廣場的周圍邊上，還是行人道的路緣、窗框、凸起建築物的邊緣，皆會如此。有位名為 B 女士的病患無法獨自穿越大馬路或是廣場，也害怕空蕩蕩的餐廳和爬上自己家公寓的大樓梯，一旦進到室內就無法從窗戶望向外頭。索樂還有位病患是步兵團軍官，他只有在穿著軍服的時候，才有辦法穿越空曠的地方，要是穿著一般平民的衣服，就無法了。作者特拉特寫道，「這個情況下，不是陪伴，而是上場，才能拯救他免於焦慮。著裝上場，他就能自己穿越空曠處。」第三位病患無論去到哪裡，都要妻子旁在身邊，他會在廣場的入口停下腳步，全身因害怕而變僵硬，對著自己嘟囔說：「媽媽、塔踏、必必、必它果（Mama, Rata, bibi, bitaquo），我要死了我！」

　　索樂認為，一八七一年德國圍攻巴黎之後，巴黎人對空間的恐懼劇增。建築歷史學家安東尼・維德勒（Anthony Vidler）寫道，「在索樂的那個年代，一座城市會突然開開關關，這樣的移轉變化也同樣發生在幽閉恐懼症（claustrophobia）、特定場所畏懼症上，進而助長了空間恐懼的真實原因。」

　　衛斯費爾和索樂發表他們的發現之後幾年，其他的特定場所畏懼症患者也出來細說自己的症狀。一八九八年，海德利・尼爾醫師（Dr J. Headley Neale）在醫學期刊《刺

胳針》（The Lancet）寫道，「當我停下腳步，大地好像是一個大夾子裡，我感覺自己好像要進到大地裡去，而大地也離我越來越近。症狀發作的時候，沒有類似頭暈目眩或是暈頭轉向的感覺，而比較像是要垮掉的感受，就像快被壓扁成一頂帽子，或是被摺扁成中式燈籠。」有些人認為，這樣的狀況是遺傳退化，但佛洛伊德不認為，並於一八九二年寫道：「特定場所畏懼症和恐慌症的原因，大多不是因為遺傳，而是不正常的性生活所致。」佛洛伊德建議特定場所畏懼症患者，也就是擔心自己會被街道上的性誘惑給勾走的人，可以把這樣的害怕轉變成對街道本身的恐懼。佛洛伊德說：「這種恐慌症會先出現在焦慮之前，就像是邊境前的堡壘一樣。」

特定場所畏懼症的展現，可以是對空曠的鄉野和天空的恐懼。作者特拉特描述小說家福特‧馬多克斯‧福特（Ford Madox Ford），在英格蘭南部田野散步時，是如何藉由含喉糖，或是挑選長椅之間連接起來的路線，來遏止恐慌發作。就跟衛斯費爾住在市區的病患一樣，面對空曠感的恐懼，福特的處理方式是選擇專注在特定的小物或行為上。一九〇四年的夏天，福特跟著朋友奧麗‧加內特（Olive Garnett）來到索爾茲伯里平原（Salisbury Plain）散步，福特發現恐慌發作了。這位朋友寫道，「他跟我說，如果我不勾著他，他就會倒下去。我緊緊勾著他，感覺走了好幾英里，但我們一抵達城鎮後，他就輕鬆愉快地走開了，跑去買菸和做男士修容。」一九九〇年，小說家約翰‧

蘭徹斯特（John Lanchester）回憶起一次到北英格蘭湖區（Lake District）霧濛濛的山區健行，就在快抵達終點時，山頂上的天空突然在蘭徹斯特的面前亮開了，被一個「恐怖駭人的廣闊」全景所籠罩，蘭徹斯特感到非常無助，「恐慌火力全開，他上氣不接下氣、心悸、全身顫抖」，隨後才慢慢找到路安全走下山。

他人的關注也會觸發同樣的症狀，一九九〇年，童星麥考利・克金（Macaulay Culkin）因出演電影《小鬼當家》（Home Alone）而成為家喻戶曉的人物，但從此以後就患上了特定場所畏懼症。二〇〇四年，麥考利上賴瑞金（Larry King）電視節目受訪時表示：「那時候，樹叢裡總是會有攝影師，類似的狀況很多，外頭的一切都是想要消費我。」麥考利變得很害怕離家出門，總覺得這個世界對他很飢渴。「感覺就像是建築物要來把我吞下肚一樣！」一八五三年，遠離塵囂的小說家艾蜜莉・狄更生（Emily Dickinson）也用了類似的字眼，講述自己週日在自家附近的教堂外頭，遇到一群鄰居的經過：「幾個人盤旋在我周圍，打算把我吞食！」這是狄更生寫給姑嫂的內容。

二十世紀的多數時間裡，特定場所畏懼症都被歸為心理問題，像是分離焦慮、依賴、替代的性與衝動感受（displaced sexual and aggressive feelings）。不過，打從一九七〇年代以來，特定場所畏懼症常被當成是生理上的問題來治療。舉例來說，心理醫師大衛・克拉克（David

Clark）認為特定場所畏懼症可能是錯讀了自己的生理感知，所以小小的內在變化才會出現恐慌的反應。克拉克表示，此種劇烈的循環之中，第一階段就是病患選擇性關注自己身體的波動變化，心跳稍微加快一下、頭暈一下下、有一點喘不過氣來，就會想要從中找出原因。面對懼怕感，病患的反應是分泌腎上腺素，如此一來就會進一步加劇生理變化（心跳變快，急促、短淺的呼吸），然而病患會過度錯誤解讀成是自己要昏倒、窒息、心臟病發的跡象。事實上，特定場所畏懼症是一種恐慌症（panic disorder）：一種害怕的恐懼。

　　然而，美國人類學家凱瑟琳・米倫（Kathryn Milun），針對把特定場所畏懼症當成單純是生理問題來治療的部分，提出了警告。米倫指出，此症狀的該種解讀方式，讓製藥商有利可圖，可以把苯二氮平類（benzodiazepines，安眠鎮靜劑）和其他藥物，銷售給一大群新對象，但這麼做會抹去這個恐懼症在社會、歷史、文化上的角色，即它與現代化的關係。米倫痛惜的是，「有個社會空間起初釀成了心理問題，對於這空間的關切就這麼徹底消失了」。

　　被診斷患有特定場所畏懼症的病患數量中，女性是男性的三倍。女性主義的心理學家莫琳・麥克修（Maureen McHugh）認為，此性別差異可歸咎於社會歷史，至少有部分原因來自於此。過去的時代裡，女性常被認定會有某種行為表現，也就是現今我們稱為不受控、非理智的行

為。以前女性被鼓勵要待在家裡，被勸說不要參與公共活動，也不要獨自外出探索。即便到了現代，有些文化仍舊保有這類觀點，因此女性可能到了戶外就會感到很脆弱。麥克修觀察發現，「此種恐慌症所帶來的焦慮很不真實，但只要客觀判定街道很安全，公共空間對女性而言也是很適宜的，那就沒有問題了。」一九八三年，羅伯特·塞登堡（Robert Seidenberg）和凱倫·德克奧（Karen DeCrow）在《與屋子結婚的女人》（Women Who Marry House）一書中，把一位患有特定場所畏懼症的女性描述成「一個活生生上演的暗喻，會發表言論、會發起抗議、會實際參與靜坐抗議」。這位女性不自覺地過度彰顯自己做為妻子、母親、家管的角色，她就是一位被冠上走不出家庭的女性。

新冠病毒期間，各國政府告訴人民要待在家裡，我們當中有許多人進而出現特定場所畏懼症患者才有的行為；害怕前往公共場不是恐懼症發作，而是明智的想法。對某部分的人來說，回歸公共場所是有困難的。一八七一年，德國圍攻巴黎之後，巴黎市民也是遇到同樣的難題，有些人就是習慣了把自己關起來。二〇二〇年，《紐約時報》報導指出，有些家長擔心起「特定場所畏懼症世代」（Generation Agoraphobia）的問題，因為孩子們開始出現排斥出門的情況。舊金山兒童心理醫師妮娜·凱瑟（Nina Kaiser）表示，「此現象擴散得很廣」，就連她自己 4 歲的兒子也害怕出門。同時間裡，許多患有特定場所畏懼症

的青少年和成人的焦慮感，則是越來越嚴重，因為外頭世界充斥著各種新危險。

　　卡爾·奧圖·衛斯費爾於一八七一年為特定場所畏懼症命名的時候，他或許找到了最典型的恐慌症：過去認定為是必然，如今卻遭剝奪，一種這個世界上有股令人不安的存在恐懼（existential dread）。衛斯費爾的這一代精神科醫師，受到達爾文一八五九年著作《物種起源》（On the Origin of Species）所啟發，尋求以科學方式解讀情緒所經歷的一切，而這些經歷似乎也在轉變。如果人們不再倚賴神來帶領，那麼外出的時候，他們可能會更急於去找個能陪伴自己的臂膀，或是一根手杖也行。

參見：懼高症、幽閉恐懼症、獨木舟恐懼症、被污恐懼症、普汎性恐怖

回文恐懼症

AIBOHPHOBIA

　　對回文詞——即正著念、倒著唸都一樣的字詞——感到過度恐懼，這個單字顯得趣味十足，看來是出自利物浦民謠歌手史丹·凱利布托（Stan Kelly-Bootle）於一九八一年的作品《惡魔的資料處理辭典》（The Devil's DP Dictionary），他同時也是一位電腦科學家。回文恐懼

症並非有文獻記錄的心理疾病，只是個回文詞罷了。

參見：長串字恐懼症、字狂

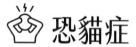

恐貓症
AILUROPHOBIA

一七八六年時，美國醫師班傑明・羅許（Benjamin Rush）診斷出數種恐慌症，其中一種是對貓咪的極度恐懼症狀。羅許寫道，「我認識幾位肯定算是有勇氣的男性，但他們看到貓咪必會逃離，即便是跟一隻不知躲在何處的貓咪共處一室，也是會出現害怕恐懼的徵兆。」

恐貓症這個字乃是源自希臘文 ailouros，貓的意思。就在一九〇五年，同為美國人的塞拉斯・威爾・米契爾（Silas Weir Mitchell）執行了一項恐貓症研究，特別想了解部分患者有某種難以解釋的敏感度，配發出去問卷的一開頭就問道：「你厭惡貓咪嗎？」並詢問對方「當不知道周圍是否有貓，又或是沒有親眼看到貓咪的時候」，是否能感應到貓的存在？

許多位研究參與者回報表示身體會有反應。弗朗西斯・維克菲爾德（Frances A. Wakefield）寫道，「在房間獨處時，若有隻貓進來，我會感覺像是有一盆冷水潑到我身上。」伍德（R. H. Wood）是來自維吉尼亞州的律師，

表示「我會緊咬著牙齒，叫不出聲音，有一分鐘的時間我覺得自己快要昏厥倒下」，並指出觸碰到這種「鬼鬼祟祟、偷偷摸摸」的生物時，感覺就像是被電到了。

米契爾的一百五十九位研究參與者之中，有三十一位聲稱可以在雙眼看到貓咪之前就先感應到。來自費城的瑪麗（Mary）講述自己有一位對貓很敏感的表姊妹，某天他們一起到蒙特婁的旅館用餐，當他們快入座時，這位表姊妹「臉色已發白」大叫：「這房間裡有貓！」瑪麗表示，那是個狹長、昏暗的地方，只有他們入座的那張桌上點著燈。一旁的侍者再三保證屋內沒有貓，但這位表姊妹的臉色卻越來越泛白。「這裡就是有貓！」後來，這位侍者細查整個房間，最後在一個又遠又暗的角落找到那麼一隻生物。

一九一四年，米契爾的同事格蘭維爾・史坦利・霍爾發表研究孩童懼怕貓咪的成果。參與研究的孩童表示討厭貓咪能夠「隨便就跳到窗戶的外頭」，而且不喜歡貓咪「敏捷如閃電」。貓咪走路很輕柔，還可以跳好遠。一位孩童說道，「貓可以跳到你身上，然後把爪子戳進你的雙眼，只要牠想要，就能把眼珠子給挖出來」。另一位孩子說，「貓的眼睛在晚上的時候會閃、會發亮！我什麼都看不到，就看到兩顆冒火的眼睛瞪著你。」還有一位霍爾的受訪者認為貓咪「會啃斷骨頭、咬穿你的手指頭，死死不放」，再有一位受訪者相信貓咪「身上充斥著各種骯髒的東西」。霍爾表示，不是只有孩童會有這些恐懼。當年德

意志帝國皇帝前往白金漢宮（Buckingham Palace）拜訪親戚時，有位官員搜查皇帝套房裡的每一間房間，為的就是要揪出隱蔽躲藏的貓科生物。

霍爾的論證認為，我們對家貓的恐懼乃是根源自對劍齒虎（sabre-toothed tiger）的原始畏懼。即便這份敵意已「透過血統傳承預備好」了，但依舊有文化成分在。在基督教社會裡，人們常把貓視為很可疑的對象；一四八四年，教宗依諾森八世（Pope Innocent VIII）表示貓是「魔鬼最喜愛的動物，也是巫師的偶像」。回覆米契爾問卷研究的恐貓症患者，講述了有怪異不可見貓科動物的存在，而他們可能都是受到巫婆之類的故事所影響。

一九五九年，英國倫敦南部市郊有間伯利恆皇家醫院（Bethlem Royal Hospital），在南非精神科醫師約瑟夫・沃爾普（Joseph Wolpe）的建議之下，修・費里曼（Hugh L. Freeman）和唐納・肯德里克（Donald C. Kendrick）兩位醫師嘗試一種新型行為療法，對象是位 37 歲的恐貓症女性患者 A 太太。A 太太告訴醫師，4 歲時曾目睹父親把一隻小貓浸到水桶裡淹死，小時候她非常害怕家裡的貓碰到她，就算是人坐在廚房餐桌前，而貓在她面前伸展碰到她都不行。醫師表示，到了 14 歲時，A 太太的這股焦慮越發嚴重，她的父母「基於某些不是很清楚的原因」，還放了一小塊皮毛在她的床裡面。

A 太太表示，父親一直都很嚴格，控制欲也很強。只

要學校成績表現不好便會嚴厲訓斥，還會激動的偷拆她的信件，監看她的私生活。為了逃離家裡，A 太太於二戰期間加入皇家女子海軍（Women's Royal Naval Service）。如果必須在船上過夜，她總會挑選上舖，因為這樣就能離貓遠遠的了。後來，A 太太結識了一位水手，即便父親反對他們結婚，但戰爭一結束小倆口仍立刻辦了婚禮。一九五〇年，A 太太的父親過世了，死於心臟病。

A 太太的丈夫是一位溫和、容易相處的男士，戰爭結束後便到學校教書。面對 A 太太的恐貓症症狀，他與兩個孩子都分同情。每當一家人去拜訪朋友時，他們都會先檢查每個房間，之後才讓 A 太太進屋。

不過，A 太太表示，這兩三年以來，恐懼的情況越來越嚴重，因為他們家隔壁的房子被棄置後，隔壁花園裡已經被日益茁壯的貓群給占領了。每回去到外頭晾衣服總是提心吊膽，深怕有隻貓會跳到她身上，焦慮感便會開始擴散。費里曼醫師在《英國醫學期刊》（British Medical Journal）撰文寫道，「她無法忍受觸碰任何看起來像是屬於貓的毛，也無法戴毛手套。在大眾運輸上，要是身旁的人穿著毛大衣，她也會渾身不自在。書本裡、電視上、電影裡，若有貓的照片或畫作，她也是難以忍受。」最近，A 太太發現自己什麼都不想，就一直想著貓，睡覺做夢是有貓現身的惡夢，連不小心看到女兒的無尾熊玩偶，也是渾身不自在。

依據沃爾普醫師的「系統性遲鈍」療法（'systematic desensitisation' therapy），費里曼和肯德里克兩位醫師協助 A 太太，寫下自身與貓有關的恐懼層級，並依照這份清單開始治療。此套理論認為，循序漸進去習慣，可有助於慢慢平息恐懼，把 A 太太對貓的觸感與形象，修復成安全無虞的感受，而不再是害怕的感覺。一開始，他們拿天鵝絨給 A 太太，接著陸續換成越來越軟的毛，最後才拿出兔毛。由於已逐漸習慣這些毛，於是就鼓勵 A 太太去接觸貓的玩具、貓的照片。一個月之內，A 太太就用手觸碰一隻活生生的小奶貓。當這隻小動物被放到 A 太太的腿上時，她先是笑了，接著就是解脫大哭。A 太太後來表示，「這是我這輩子最棒的一天！」後來，她還把這隻小奶貓帶回家，隨著貓咪的成長，A 太太也能在過程中學習與貓自在共處。

　　治療結束過了十週，A 太太發現自己已經能夠觸摸成貓，並告訴心理醫師，貓的惡夢消失了，但取而代之的是與父親有關的暴力夢境；在一個夢中，A 太太拿了火杵狠打父親。A 太太承認，當父親還在世時，她就常有這類的感覺，只是從未講出口。治好 A 太太恐懼症的行為療法，似乎也幫助她解放了自己，勇於表達自己的畏懼與氣憤，且是以前恐懼症出現時就已經存在的感受。A 太太的成功案例顯然證明了行為學習理論支持者（behaviourists）的論點，即不去追究患者的患病源頭，也是可以完全治療好恐懼症的。此外，該治療過程似乎也解開了 A 太太的內

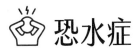

心，釋放那潛藏已久的一部分。

　　過了三年，肯德里克醫師跟進 A 太太的近況，發現恐貓症沒有復發，也沒有出現其他的焦慮症狀，她還是有在養那隻貓——從診所帶走的那隻小奶貓——也時常幫忙照顧其他貓咪。A 太太簡直是「判若兩人」，她還跟肯德里克醫師說：「一個是充滿恐懼的我，一個是現在的我。」

參見：皮毛恐懼症、動物恐懼症

恐水症

AQUAPHOBIA

　　恐水症是對水有著強烈的懼怕感，特別是溺水的情況，影響所及已超過 2% 的全球人口數。曾和水有過不好經驗的人，並不會比較容易患上恐水症；相反地，我們這些不怕水的人似乎正是藉由學習游泳，而擺脫掉這股天生的懼怕感。心理學家史坦利・傑克・瑞奇曼（Stanley J. Rachman）指出，有些恐水症患者是無意識的，他在一九七八年著作《懼怕與恐懼》（Fear and Courage）裡寫道：「與其直接認為有一定比例的人患有相同的恐懼，我們反而可以這樣想：會患上常見的各種恐懼症，可說是與生俱來、普遍的傾向，或者說幾乎都會這樣，所以我們同時要學習的是：如何克服這些既有的傾向。」雖然我們

出生時不是恐水症患者，但到了六個月大時，這股恐懼感通常就會開始出現，因為這時期我們正要開始獨自移動，所以對於凡是會對身體造成危險的意識，都成了很有用的一股力量。

　　文化上而言，畏懼水這檔事有著顯著的差異。二〇一一年，《黑人研究期刊》（Journal of Black Studies）有篇文章指出，在美國黑人中，只有三分之一的人有信心會游泳，相較於美國白人則是有超過三分之二的人有自信會游泳。文章作者認為，部分原因是出自一種認知，即游泳是「鄉村俱樂部」的昂貴娛樂活動，此乃二十世紀早期種族歧視政策的遺毒；當時禁止黑人市民進入市立游泳池。恐水症是種循環焦慮（circular anxiety），即自身行為會有一套解釋：一個人之所以會想要避免碰水，那是因為水本來就很危險。二〇一六年，美國疾病管制中心（Centers for Disease Control and Prevention）做了估算，與白人孩童相較起來，黑人孩童溺水身亡的可能性是六到十倍之多。

參見：洗澡恐懼症、懼水症、海洋恐懼症

蜘蛛恐懼症

ARACHNOPHOBIA

英國牧師約翰・喬治・伍德（John George Wood），也是位博物學家（natural historian），他在一八六三年觀察發現「女性特別容易患上蜘蛛恐懼症」。倘若有隻蜘蛛快速爬過他家的起居室，家裡頭的每位女士便會「跳上椅子、驚慌尖叫」，然後「叫來男僕踩死那可憐的小東西，跟著女僕就會拿著簸箕和掃把進來」。伍德本身其實很喜歡蛛形綱動物（arachnid，源自希臘文 arachnēs，蜘蛛之意），喜愛在黃昏餵食大蚊（crane flies），也愛觀察花園裡的蜘蛛越長越大隻的樣子。伍德表示，牠們會從蜘蛛網上飛快衝下來，從他的指間捕捉細長弱小的昆蟲。

我們之中，有多達 4％ 的人懼怕蜘蛛；多數調查結果發現，蜘蛛是緊隨在蛇之後，成為第二名恐懼害怕的對象。對作家珍妮・迪斯基（Jenny Diski）來說，秋天就是「焦慮與恐懼的時節」，因為蜘蛛會在這個季節裡，跑到屋內來築巢。一旦在家裡看到蜘蛛，陷入「絕望至極」的她就會拿起噴槍，對著這生物噴火。儘管知道這麼做可會冒著失火的風險，但她表示，「與其跟一隻蜘蛛待在同個房間裡，死亡也不是很糟的選擇！這聽起來或許有點像是寫作的誇飾法，但我可是鼓足勇氣、實實在在記錄寫下這一切！」

許多蜘蛛恐懼症患者都確信自己的這股反感是天生的；身兼作家與製作人的查理布‧魯克（Charlie Brooker）堅稱，自己對這種「會移動的惡夢」的懼怕乃是一種反射動作，這是「一種演化過程遺留下來的特徵，有些人有、有些人沒有，如同有些人會捲舌頭、有些人不會」。魯克表示，要是看到蜘蛛，「自己會跟要逃離爆破現場的動物一樣，而且在回神過來之前，就已經跑到房間的另一邊了」。神經系統研究證實，蜘蛛恐懼症的反應會繞過意識：我們原始的情緒大腦會立即處理了蜘蛛的畫面——在幾毫秒的時間之內，視丘刺激杏仁核分泌腎上腺素、胰島素、皮質醇，使得脈搏加快、血壓增高，呼吸也變快，為的就是要準備好起身戰鬥或是逃離現場——同時間裡，前額葉皮質的風險評估速度會比較慢，隨後大腦才能決定是否要取消杏仁核預備身體的任務，還是趕緊就讓身體立刻採取行動。

然而，反射動作乃是可以透過學習獲取，且也沒有顯著的演化理由可以說明我們遇到蜘蛛就會出現逃走的反應。世界上的蜘蛛種類約有五萬種，其中僅有約 0.1％的蜘蛛具有危險性；但外頭有許多更加致命的生物，卻不會讓人感到恐懼。甚至，另有論點指出，蜘蛛織的網會補抓潛在的害蟲、蠼螋（狀似小蜈蚣，又稱「剪刀蟲」）、飛蠅，所以其實是可以保護我們。為了能以演化角度來探究蜘蛛恐懼症，生物學家提姆‧弗蘭諾瑞（Tim Flannery）推測部分非洲地區可能有極具危險性的蜘蛛，因為智人

（Homo sapiens）這個新興物種就是在非洲出現的，因此他開始尋找符合此一推論的蛛形綱動物，並找到了一種：六眼沙蛛（Sicarius Hahnii），一種長得像螃蟹、外皮粗糙堅硬的生物，躲藏在非洲南部沙漠的表層底下。弗蘭諾瑞認為，我們會害怕蜘蛛，可能是演化殘餘下來的印象，也就是此生物有著致命危險性的殘餘畫面。

對蜘蛛反感還有更加奇怪的一點！蜘蛛恐懼症患者見到蜘蛛時的腦部活動掃描顯示，不是只有杏仁核在活動，胰島素也同樣會被激發，也就是大腦中會出現反感與憎惡的部分。從見到蜘蛛時的臉部表情，即可證明這一點：蜘蛛恐懼症患者常會緊揪上脣表現出討厭的感覺，同時還會皺起眉頭表示害怕。研究人員起初對此一發現感到驚訝不已，因為通常會激發出厭惡反應的，可能是會毒害或傳染壞東西給我們的生物或物質，但蜘蛛並不會毒害我們，或是害我們染疫。

此種反應的其中一種解釋——文化與血統上的觀點——是我們承傳了中世紀祖先的對蜘蛛的不信任感。依據心理學家葛瑞姆・戴維（Graham Davey）的說法，瘟疫給歐洲帶來許多苦難，有好幾百年的時間，蜘蛛一直都被怪罪為是瘟疫的罪魁禍首，直到十九世紀才確定真正的感染媒介，其實是老鼠身上的跳蚤。

一九九四年，戴維在一篇文章裡指出，認為蜘蛛是疾病帶原的媒介是個錯誤想法，這可解釋蜘蛛為何會激發人

們厭惡的感受，因為這股憎惡之情是文化所致，同時也是天生的反應。戴維發現，在歐洲人與其後代的國家裡，常可見到蜘蛛恐懼症的案例，至於在部分非洲地區和加勒比海一帶，並未見到蜘蛛背負辱名，反被當作美食享用。

　　一八六三年，正當伍德牧師在自家花園愉快觀察這隻生物的時候，蜘蛛的形象已悄悄起了文化轉變。十八世紀時，由於勤勞、具備特殊技能和創意，且蜘蛛網象徵著大自然奇觀，蛛形綱動物深獲認可與讚揚。但是，到了十九世紀晚期的歌德文學，就像克萊兒・夏洛蒂・麥肯尼（Claire Charlotte McKechnie）在《維多利亞文化期刊》（Journal of Victorian Culture）的論述，蜘蛛成了不祥之物，有時還背負著種族歧視的形象：一八九六年柏翠姆・米佛（Bertram Mitford）作品《蜘蛛之兆》（The Sign of the Spider）裡的英雄擊敗一隻肉食性非洲巨蛛，這隻蜘蛛有「一顆跟人一樣大的頭，又黑又多毛，外型非常怪異，很像惡魔形象中最為恐怖殘暴的人臉！發現蜘蛛的人都會被那陰暗無生氣、瞪得很大的雙眼盯到震驚不已，感覺好像被真實邪惡的怒視給灼燒」。一八九七年，博物學家葛蘭特・艾倫（Grant Allen）發出狂言表示，「就凶惡與嗜血的程度來說，或許地球上沒有其他生物，可以和這隻神祕難解釋的野獸比擬了，這隻野獸就是花園裡常見的蜘蛛。牠尺寸不大，但野性十足」。麥肯尼認為，蜘蛛代表著「侵略的懼怕感，關乎殖民主義的道義，以及帝國角落裡的可疑外來者」。蜘蛛恐懼症患者會併發「恐外症」

（xenophobia），同時也會擔心焦慮帝國主義會有壞下場。

　　蜘蛛象徵的意義持續不斷在轉變。一九二二年，推崇佛洛伊德的卡爾·亞伯拉罕（Karl Abraham）提出見解，認為這隻生物代表著一位熱衷誘捕、閹割人的飢渴母親——「插在女性生殖器裡的一根陰莖」。二〇一二年，環境哲學家米克·史密斯（Mick Smith）提出論證，表示我們害怕蜘蛛做為混亂自然世界裡的密使，持續提醒著西方文化的荒蕪，而西方文化與眾不同的地方「正是其有能力把自我與自然界分開，並以文化操控大自然」。史密斯表示，這些不出聲的生物溜進我們文明世界裡的居住空間，待在肉眼看不見的網線上，尋找牆壁上的裂縫，還用昆蟲的屍體裝飾那有黏性的網。史密斯又引用生物學家暨哲學家保羅·薛柏（Paul Shepard）的話，蜘蛛成為「其他東西的潛意識代理人……好像牠們的誕生，就是要提醒我們那些想要忘記的東西，但其實也不記得了」。蜘蛛會惹我們煩，因為我們總在「分隔的裂縫裡，或是物品底下，或是兩地之間的表層」找到牠們。蜘蛛讓我們渾身不自在，因為他們是間隙中的生物。

　　二〇〇六年，作家迪斯基想要醫治蜘蛛恐懼症，因此報名了倫敦動物園（London Zoo）的友善蜘蛛課程（the Friendly Spider Programme）。迪斯基與其他十七位蜘蛛恐懼症患者一起討論自己對蜘蛛的感覺，聆聽有關蜘蛛的演講，並參加一堂 20 分鐘的放鬆催眠（「蜘蛛很安全」這是催眠師的保證），然後就前往園內的無脊椎動物館

（Invertebrate House）。迪斯基很驚訝自己後來能接受放一隻蜘蛛在手掌上，還任憑蜘蛛爬走，並輕摸另一隻蜘蛛柔軟、毛茸茸的腳。迪斯基治癒了！但是，迪斯基回憶表示，「覺得有點失落。一位一點都不害怕蜘蛛的人，幾乎可斷定說那不是我⋯⋯某方面我清楚自己這個人已經消失了。」假使迪斯基把所有的焦慮和神經緊張的習慣給放掉了，她不免會想著自己還剩下些什麼。

蜘蛛恐懼症的治療方法發展出非常多種。迪斯基被治療好的方法，混合了催眠、教育與實物接觸。就在同一年裡，44歲的英國商人在布萊頓（Brighton）醫院接受杏仁核摘除手術後，也意外醫治好蜘蛛恐懼症。這場手術的目的是為了預防癲癇發作，但手術後一週，這位商人發現自己不再畏懼蜘蛛，但其他方面倒也沒有什麼改變：看到蛇還是跟手術前一樣不會受到驚嚇，公開講話時則還是一樣會很焦慮。

二〇一七年，保羅・西格爾（Paul Siegle）和喬爾・溫柏格（Joel Weinberger）在美國為蜘蛛恐懼症患者，進行「極短暫曝露」療法。過程中，快速在患者面前閃過（約33毫秒）狼蛛（tarantula）的照片，然後緊接著播放「經過偽裝」的中性花（neutral flower）照片。受試對象沒有發現自己看到蜘蛛，事後也表示看到蜘蛛後比較不害怕了，甚至在水族館裡還能夠比以前更近距離觀察活生生的狼蛛。甚至過了一年，成效都沒有消退。就算曝露過程是在毫無知覺的潛意識進行，但大腦的懼怕路徑已變遲鈍。

一旦讓蜘蛛恐懼症患者看蜘蛛照片，但在有意識的情況之下進行，過程中患者同樣會感到很痛苦，也不會降低對蜘蛛的懼怕感。

二〇一五年，阿姆斯特丹大學有兩名研究員，測試了另一種蜘蛛恐懼症讀快速療法。瑪麗珂·蘇特（Marieke Soeter）和米蘿·金德（Merel Kindt）讓四十五位蜘蛛恐懼症患者接觸某隻狼蛛兩分鐘，然後給一半的人服用四十毫克的心律錠（propranolol），一種可用來引發記憶喪失的乙型阻斷劑（beta-blocker）。研究人員希望藉由啟動患者對蜘蛛的印象之後，隨即消除對蜘蛛的記憶，如此一來或許可以消弭對蜘蛛的懼怕感。這項實驗運用的是神經學家約瑟夫·李寶（Joseph LeCoux）的記憶重新鞏固理論（theory of memory reconsolidation），此理論認為從杏仁核找回來的記憶可被短暫控制：回憶在觸發後的幾個小時內，能立即改變或消除。

這項來自荷蘭的研究成功了：與控制組比較起來，服用心律錠的蜘蛛恐懼症患者的恐懼情況顯然較為輕微，即便過了一年也沒有變。兩位研究員公開表示，一次短暫的介入可誘導出「快速、實質且長效的懼怕感喪失」，並把兩人的革命性新療法形容為「比較像是種手術，而非治療方法」，不是減緩蜘蛛恐懼症的症狀，而是從大腦中刪去蜘蛛恐懼症。

參見：恐蟲症、懼蛇症、動物恐懼症

♥ 計算癖

ARITHMOMANIA

十九世紀末，首個計算癖在法國被診斷出來，是一種控制不住、想要數數的渴望，又或是一種反常的念頭，老想著具有數學屬性的物品和事件。ARITHMOMANIA 源自希臘文，arithmos 意指數字。一八九四年，經由倫敦伊寧區的醫師史莊曼・葛伯（Strangman Grubb）的轉介，英格蘭精神科醫師丹尼爾・哈克・圖克（Daniel Hack Tuke）收了一位計算癖女性患者，描述這位患者「生活中的每一個動作都得從計算開始」；在床上翻身之前、進入飯廳之前、拿起茶壺之前，全都得先算到某個數字後才可以行動。這位患者常常感覺被迫得計算自己呼吸的次數，以及走在路上的步伐數。患者告訴圖克醫師，自己有時會猜想，這種數數的習慣是不是一種拖延恐怖想法的方式。同個時間裡，人在維也納的佛洛伊德面對一位年輕女性強迫性計算木板和階梯數量的行為，他提出的解釋是這位女性企圖把注意力轉移，並離開對情色的慾望。另外，巴黎的喬治・吉勒・妥瑞（Georges Gilles de la Tourette）發現，就跟其他類型的強迫症一樣，計算癖乃是抽搐症候群（tic syndrome）的共有特質，此症候群正是妥瑞醫師於一八八五年診斷而得。

二〇一六年，尼克・瑞恩・克雷格（Nikki Rayne Craig）在部落格上解釋道，對強迫性計算癖患者而言，

與數字相關的憂慮會滲透到每一件事情上。克雷格寫道，「電子時鐘的數字沒跳到一個覺得對的數字之前，我是不會轉移目光的；車上收音機和電視的音量，都得是九的倍數才行，不然我的雙手就會很痛。洗手得洗個幾次，才會覺得夠乾淨；水龍頭得檢查個幾次，才會覺得真得已經關好了。」另外也解釋道，每當面對一個很惹人心煩的數字時，「手腕和手指頭的關節會感到疼痛，皮膚也感覺很緊繃，得咬著嘴唇或是按壓指甲才能短暫屏障這種感覺」。雖說許多人對數字都有些輕微的強迫狀況，但對計算癖患者來說，這種時常出現的念頭會干擾到日常生活。「你會為了滿足某個計算準則，把音樂聲量開超過你覺得剛好的程度嗎？」克雷格問道，「這就是計算癖的行為」。

一八八〇年代，塞爾維亞裔（Serbian）的美國工程師尼古拉·特斯拉（Nikola Tesla）發明了交流電感應馬達（alternating-current induction motor），他就對數字三非常著迷。走路時，一定得計算自己的步伐，確定有走到三的倍數才行。特斯拉在進到建築物之前，會先在外圍走三圈。外宿旅館的時候（一定要住在房號是三的倍數的房間），還會指定每天要有十八條乾淨的毛巾，晚餐時則要有十八條餐巾。二〇〇八年，雷納·戴維斯（Lennard J. Davis）在《癡迷：一段歷史》（Obsession: A History）一書裡，推測這種例行作為可能——就跟其他強迫型癖好（compulsive mania）一樣——是種非常現代的現象，乃是我們這個世代對機械製作方法致敬的產物。戴維斯寫

道，「當一個文化演變成更加注重、倚賴精準度、重複性、標準化與機械化時，這個社會可能會對上述特性出現不尋常的反應，而社會裡的成員則會演繹、模仿、實踐、內化、誇飾這些特性」。出現強迫性儀式行為的人，可能是合併了機械式的專注著迷和抽搐特性。

一九七二年，美國電視節目《芝麻街》把計算癖患者的角色伯爵（Count von Count）介紹給觀眾。這位伯爵熱愛算數，有時還會因此惹怒朋友。一九七四年，某集節目裡，伯爵開心計算著電話共有幾聲響鈴，還不準恩尼（Ernie）接聽電話。一九八四年，伯爵準備要一路計算電梯通過的樓層數，然後就忘記讓科米蛙（Kermit）在他要的樓層出電梯。《芝麻街》把伯爵引介到節目裡，就是要取笑強迫性的重複數字母、數數字，以及規律性的叫喚行為，這麼做不僅逗樂年輕觀眾，也起了教育作用。

伯爵這角色是取自吸血鬼德古拉伯爵（Count Dracula），原因是吸血鬼的形象就是會強迫性計算。依據東歐人流傳的民間故事，要是丟一把罌粟籽、芥末籽或是小米到吸血鬼身上，那麼吸血鬼就會控制不住自己，直接跑去計算種子的數量。在美國的傳說故事中，巫婆也有類似的情況：如果你在家門前掛上篩網，那麼巫婆就會沉迷於計算篩網上的洞洞數量，如此一來就不會跑到你家裡裡頭帶來厄運。

參見：猶豫癖、書寫癖、被污恐懼症、恐四症、十三恐懼症

棉毛恐懼症

BAMBAKOMALLOPHOBIA

　　棉毛恐懼症源自希臘文的 bambakion（棉花）與 mallos（毛料），係指對棉絨（cotton wool）感到反感。此種恐懼症會引發極度不適，那感覺像是指甲在黑板上刮，也像是一把刀劃過餐盤發出的尖銳聲，又像是桃子外皮有點毛茸茸的感覺。有些人非常害怕看到棉絨被擠壓到海綿質地裡，然後又膨脹回來的樣子，拉開時還會發出嘎吱的聲音。克里斯・霍爾（Chris Hall）在《衛報》（Guardian）回憶起小時候被這種恐懼症糾纏的情形：霍爾非常害怕自手工製作的聖誕卡片上，棉絨製作而成的蓬鬆小白雲，也很懼怕打針後護士會拿消毒棉壓在手臂上，以及牙醫會拿棉球壓在牙齦上。霍爾面對填充玩具也是很謹慎，因為裡頭都是軟軟的。

　　對棉毛恐懼症患者而言，棉絨細小的嘎吱聲，可是比會讓人皺眉的尖銳保麗龍聲響還要恐怖。「這想像中的嘎吱聲很恐怖，會讓我聯想到靜電」，作家羅倫斯・史考特（Laurence Scott）寫道，「光憑想像，我就會出現生理症狀（顫抖、後方臼齒帶電的劈啪感）。光想到就很不舒服，所以我從未實際去做過，也不知道把棉絨撕開其實跟我記憶的很不一樣，也不曉得撕開棉絨可能不會出現那些『症狀』」。

另一位受害者克莉絲朵‧龐蒂（Crystal Ponti）也同意，棉球發出的聲音「足以讓我的神經系統錯亂，那感覺像是爆米花在你嘴中，因滑過牙齒而發出的嘎吱聲」。龐蒂表示，第一次遇到這種情況是在6歲的時候，那感覺「像是我的胃要垮了，手掌心立刻冒汗，有一種恐懼感籠罩著我」。觸碰到棉絨可能會帶來一種毛骨悚然的顫抖；就像用刷子刷過一個詭異的東西，會在聽到、感覺到和看到之間，暴露出一種荒謬的差異感。

參見：按鈕恐懼症、爆米花恐懼症、密集恐懼症

 ## 兩棲動物恐懼症

BATRACHOPHOBIA

兩棲動物恐懼症患者非常害怕青蛙會發光的雙眼與黏糊糊的表皮，以及喉部會振動的鳴囊，多節的腳蹼，一動也不動的模樣，此外還會突然一躍而起。兩棲動物恐懼症衍生自 batrachos，希臘文是「青蛙」的意思，用來指稱那些懼怕青蛙、蟾蜍等兩棲動物。

至今，曝露療法仍被認為是許多類型恐懼症最有效的療法，哲學家約翰‧洛克（John Locke）則建議採用一種曝露療法來克服兩棲動物恐懼症。一六九〇年，洛克在《人類的悟性論》（Essay Concerning Human

Understanding）裡寫道，「如果你的孩子看到青蛙就尖叫跑走，那麼就讓另一個孩子抓一隻青蛙，放在離你孩子有一段距離、適當的地方。一開始先讓孩子習慣看到青蛙，孩子習慣後就讓孩子走近青蛙，直到見著牠跳走也不會有反應之後，再讓你的孩子輕摸另一個孩子抓住的青蛙，一直到孩子跟見到蝴蝶、燕子一樣，有信心面對青蛙為止。」洛克相信，藉由系統性解開負面感受，也就是與我們懼怕物品有連結的負面感受，即可解決恐懼症問題。

　　一九八三年，密西根大學的心理學家，使用曝露療法醫治一位 26 歲對青蛙有著極度恐懼的女性。這位女性告訴心理學家，她的恐懼症開始於十八個月前的一次除草，當時她在厚厚的草地上推著除草機。來到河岸邊時，突然看到青蛙血淋淋遭肢解，並從除草機裡噴出來，其他還活著的青蛙，為了逃離除草機的刀刃，紛紛往兩側跳走。自此以後，這位女性就無法再割草了，還會做有關青蛙的惡夢，討厭聽到河畔旁的蛙鳴，而且要是屋裡跑進一隻青蛙，那她就得離開房子才行。這種因為看到青蛙絞成漿狀屍塊，而打從心底發出的恐懼，似乎合併著罪惡感，害怕青蛙可能會帶來報復。

　　二○一九年，葡萄牙波多（Porto）的商家被發現，為了阻擋吉普賽人（Roma，又稱羅姆人）進入他們的領地，就使出大家都知道吉普賽人害怕青蛙的這一點來對付他們。只要在店門口擺上一隻陶製的綠色青蛙就可以了，且這樣的舉動也不算觸犯反歧視法的規定。共計有十位店

家向半島電視台（Al Jazeera）的記者坦承自己做了這件事，表示這個方法對年長的吉普賽人特別奏效，不過只有一位賣蔬果的商家同意記者引用她的真名。「這麼做是為了要嚇跑吉普賽人，因為他們就是怕青蛙呀！」海倫娜‧康塞索（Helena Conceição）確認了此一論點，顯然也沒為自己的仇外行為感到不好意思，「沒有人喜歡吉普賽人靠近」。

參見：恐外症、動物恐懼症

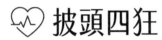 # 披頭四狂

BEATLEMANIA

　　一九六三年底，準備排隊買票去看披頭四樂團（the Beatles）在英國卡萊爾市（Chrlisle）演唱會的人群發生暴力事件，計有六百位女孩捲入推擠現場，有九名女孩還被送進醫院，類似的場景也出現在伯恩茅斯市（Bournemouth）、曼徹斯特、新堡（Newcastle-upon-Tyne）、貝爾法斯特市（Belfast）和愛爾蘭共和國的都柏林等地。《每日郵報》指出，「這就是披頭四狂！之後還會發生什麼事呢？」

　　隔年，這股狂熱跟著披頭四來到了美國，成千上萬的女孩和年輕女性在紐約甘迺迪機場（Kennedy airport）

等待這支樂團的到來，另有數百位女性在紐約市區的曼哈頓廣場飯店（the Plaza Hotel）守候著。擴及二十三座城市的巡迴演出，每一場都可以聽到披頭四的音樂被埋沒在觀眾的尖叫聲中；伴隨著啜泣與慟哭聲，披頭四還可以繼續演出，好像完全不受影響似的。有些粉絲會昏厥倒地，宛如達到性高潮或是精神狂喜的境界。《紐約時報》把這股狂熱與一九四〇年代的吉魯巴（jitterbug）舞蹈狂潮相比較，當時德國社會學家提奧多・阿多諾（Theodor Adorno）把吉魯巴狂熱分子描述為「節奏性服從」，認為是想要融入群體的人性原始期望所驅使而成。另有評論家指出，「披頭四狂」可能是在想像自己為人母時的模樣，練習著分娩時的尖叫。

蓋瑞・貝爾曼（Garry Berman）口述披頭四狂的歷史時，說起當年有位年輕女性在《艾德蘇利文秀》（The Ed Sullivan Show）看到披頭四之後，隨即遭征服，這位女性表示：「我們摸著電視享受，然後尖叫！之後還得把電視擦乾淨才行……我記得當時自己只是躺在地上，然後想著：『喔！我的天呀！剛剛發生了什麼事？』」

另一位參加過披頭四演唱會後的女孩回憶表示，「我就是一直尖叫！完全無法控制自己，感覺好像絲毫無法控制自己！」另一位粉絲記得「從頭上拔下自己的頭髮，尖叫、不停地尖叫！演唱會結束後，我們都講不出話，因為剛剛叫得太用力了。」有些女孩則是會被哀傷或是慰藉的感覺給吞沒；一位女孩告訴貝爾曼，「我哭了，我記得自

己就坐在那裡一直哭，但不知道原因。」二〇〇八年，雅各·史密斯（Jacob Smith）在《聲線》（Vocal Tracks）裡，把披頭四粉絲的尖叫，拿來與人類原始尖叫療法相比較，約翰·藍儂（John Lennon）和小野洋子後來就接受了此一療法：用尖叫與大哭的方式，可能解放了有著性衝動但卻被掩蓋住的自我。

有些是較無同理心的看法；一九六五年諾爾·寇威爾（Noël Coward）在日記裡記載，他那天只看到「四位看起來呆呆的無害年輕男子在羅馬體育館演出，觀眾則是沉浸在『自慰狂歡』之中」，並進一步表示，「就我個人來說，我應該會想揪出這些尖叫的年輕狂熱分子，把他們的腦袋撞在一塊兒！」《新政治家》（New Statesman）的保羅·約翰遜（Paul Johnson）也有類似的鄙視態度：「這群圍繞在披頭四周圍的人，他們尖叫到歇斯底里，空洞的臉龐從電視畫面上閃過，他們就是一群那個世代最不幸的人，無聊、無所事事的失敗者。」

從一九六〇年代開始，人們對明星反復有著大規模狂熱，其中一個就是二〇一二年加拿大歌手小賈斯汀（Justin Bieber）掀起的「小賈狂熱」（Bieber Fever）。作家多利安·林斯基（Dorian Lynskey）指出，從李斯特熱（Lisztomania）就能預料到披頭四狂的出現。至於李斯特熱一詞，則是德國詩人亨利希·海涅（Heinrich Heine）於一八四四年創造的，用以描述「帥氣、富有魅力的鋼琴家弗朗茲·李斯特（Franz Liszt），他的演奏會爆發十足

狂熱風潮，那是轟動史上前所未聞的程度。女性仰慕者會尖叫，腳會跟著節奏踩拍子，還會不由自主地高潮尖叫，此外還搜集李斯特的髮絲、琴弦、雪茄菸蒂和咖啡渣」。

不過，就跟小賈狂熱和李斯特熱一樣，披頭四狂基本上是純潔的：這些不會成真的性愛激情，以及共有的狂熱，建構起粉絲之間的聯繫。至於披頭四樂團，他們既是可以仿效，也是渴求的對象。一九九二年，一位女粉絲麗莎・路易斯（Lisa Lewis）在《崇拜的群眾》（The Adoring Audience）回憶道，「這感覺與性無關，感覺比較像是想要獲取自由。我從小就不覺得長大後想要結婚成為人婦，在我看來，披頭四擁有我想要的那種自由。沒有既定得遵守的規則，所以他們可以兩天都躺在床上，可以騎著機車到處溜搭，可以點客房服務的餐點來吃等等。當時我太年輕了，所以我沒有想要和保羅・麥卡尼（Paul McCartney）上床，但卻很想要跟他們一樣。」

吹捧、小心呵護的粉絲情緒，可是會迅速轉變攻擊行為。《生活週刊》（Life）就提出警告，「一位披頭四成員冒險跑出警戒範圍，來到街道上，這可是會被粉絲肢解、粉碎的真實險境。」這與一般兩性互動情況恰巧相反，年輕女性成了性的侵略者，而來自利物浦的幾位男性成了女孩們的追捕對象。一九六五年，披頭四結束第二次美國巡演，準備離開紐約的時候，一夥粉絲把三位警察的肋骨給撞個粉碎，敲毀機場的玻璃門和二十三扇窗戶。

一九六四年，披頭四的電影《一夜狂歡》（A Hard Day's Night）裡頭，在尖叫聲四起，青春期粉絲的追討之下，披頭四人組（the Fab Four）蜷縮在車裡，然後又快步跑進旅館大廳。這些年輕女性的瘋狂行徑，構成了這部電影的故事內容。

參見：舞狂、魔憑妄想症、狂笑癖、戀髮癖

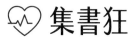 集書狂

BIBLIOMANIA

一八三七年，14 歲的古斯塔夫·福樓拜（Gustave Flaubert）在其短篇小說作品《藏書狂》（Bibliomanie）寫道，賈科莫（Giacomo）「跑著越過商店裡的房間，跑著越過自己的書室，盡是開心與亢奮。然後，他停了下來，一頭亂糟糟的頭髮，閃爍的雙眼定睛著，雙手又溫又濕，顫抖著撫摸書櫃上的木頭」。福樓拜書中的書商對自己的書本有著狂熱的愛，後來這位書商就得為其中一本書付出性命。

法文單字 Bibliomanie 源自希臘文 biblios，意指書籍，首次被記錄下來的時間點是在一七三四年，不過這股狂熱到了十八世紀末才發展到巔峰，當時集書狂在英國發展成投機性買賣的購物狂，可與一六三〇年代荷蘭的鬱金香狂

熱（tulipomania）相匹敵。一八〇九年，英國曼徹斯特的物理學家約翰・法瑞爾（John Ferrier）在其詩作〈集書迷〉（The Bibliomania）中，表達出英國人對書本癡迷程度的驚訝：

> 是什麼樣的渴望，是什麼樣的精神折磨掠奪，
> 這倒楣不幸的人，這人患上的是書本的疾病。

一七八九年革命結束之後，法國許多貴族變賣私人書藏，收藏家因此取得成千上萬的珍本。同時間裡，新書也開始傳播——重新印刷、選集、綱要讀本——可謂是幫古董原版書籍打上一道稀有珍本的光彩。文學歷史學家菲利普・歐康奈（Philip Connell）發現：「過往文學的物質足跡現在有了標價，有了社會上的聲譽——這段時期還有蒸氣動力印刷機和鉛版印刷的問市——更有了神聖遺作崇高至上的光環。」根據一份現代資料，十九世紀的頭二十年裡，舊書價格可是翻了兩番。

擁有私人藏書者，傾向把自己當作是文學遺產的守護者，但是在一八〇一年時，艾薩克・狄斯雷利（Isaac D'Israeli）把這群人與「好吃、貪杯的人」給劃上等號，「不消化吸收，也不具品味」，囤積的書量遠超過閱讀的量。狄斯雷利表示，這種收藏等於把書本送去坐牢，「書籍擺列出來的盛況是文字堆積，絲綢製扉頁、三條黃金綁

書帶、輕微染色過的皮革，但卻鎖在金屬線纏繞的箱子裡，妥當保護著，遠離真正的讀者，也就是平民之手，而藏書的光芒刺眼，好似東方美人，只能羨慕細細看著。」這些藏書不是用來閱讀的，而是用來觀賞的，書籍沒有流通，就像是被鎖在閨房裡的女性一樣；書籍成了被拿來逗弄的成列物品：散發著肉體的迷人香氣，用黃金裝訂，富有感官上的渴望，但卻被鎖著，無從被認識。

就集書狂或為書癲（Book Madness）來說，英國神職人員湯瑪斯・佛格諾・狄布丁（Thomas Forgnall Dibdin）便指出，貴族顯要、古文物家、老闆東家各個恣意隨性買賣書籍：一八一二年，羅克斯堡公爵三世（3rd Duke of Roxburghe）約翰・克爾（John Ker）的藏書拍賣，竟演變成四十二天的鋪張演出，拍賣會充斥著「膽大、屠殺、毀壞與神智不清」的狀況，其中喬萬尼・薄伽丘（Giovanni Boccaccio）一四七一年版《十日談》（The Decameron）的拍賣成交價是二千二百六十英鎊（等值超過現今的二十萬英鎊）。狄布丁解釋道，這些集書狂非常看重「首版書籍、真實版書籍、黑字印刷書籍、大版面書籍；未經裁切、紙張邊緣未經裝訂切割的書籍，塗繪插圖版本的書籍，有著摩洛哥式裝訂（Morocco binding，使用昂貴材料與費時費工手法的書籍裝訂方式）或是有絲綢扉頁的獨特版書籍，以及印製在羊皮紙上的書籍」。這群人愛的是書本的本體。

理查・希伯（Richard Heber）是出了名的集書狂，

一八三六年某天，狄布丁被領去看希伯遺留下來的十五萬本藏書。「我環顧四周，驚訝不已！」狄布丁寫道，「我從未見過房間、壁櫃、通道、走廊，竟都被書本塞滿，讓人感到窒息！一邊有三排書，另一邊有兩排書。千百本小小的四開本──幾本相互堆疊──縱向排放在薄薄的，但卻引人注目的十二開本書籍的上頭，從書櫃一端的盡頭蔓延到另一端。還有成堆的書籍一路擺放到接近天花板的高度，地板上散著一堆堆鬆散卻無可計量的書籍」。這位往生者的藏書就像是崩塌的案發現場，讓人窒息的書籍相互擠壓，這裡是學習求知的墳場。

　　一八三六年，作家福樓拜是在法國報紙上讀到一篇文章後，就創造了賈科莫這個集書狂的書商角色，而該篇報導是在講述唐・文森特（Don Vincente）從修道士轉為書商之後，所發生的謀殺審判案。不過，這篇刊登在《法庭報》（La Gazette des Tribunaux）的報導可能是捏造的，因為沒有找到其他有記錄到這場審判的資料。報導指出，文森特為了獲得一本罕見的書籍，燒掉另一位收藏家的房子，這位競爭對手葬身火窟；由於警方在文森特名下的住所裡找到這本書，因此文森特被控告謀殺。審判庭上，辯護律師拿出一份型錄，裡頭正好有同一本書，因而辯稱文森特可能是花錢買來的，而非從著火的屋子裡偷來的。然而，辯護律師的話音剛落，文森特出現極大的反應，也把祕密給供了出來！他悲痛大哭說：「哎呀！哎呀！我這一本不是唯一的一本呀！」最後，文森特認了罪，被判處死刑。

進入到大量印刷的時代，珍本變得比以前還要誘人。擁有某部作品的唯一一本，不知為何，不只是精神上理解，實質上也得持有才行，這樣才算擁有作者的靈魂。文森特與競爭對手，皆把對書本擁有的渴望，看得比自己的性命還要重要。

　　也因為如此，集書狂常會出現犯罪行為。一九九〇年，美國愛荷華州的「書盜」史蒂夫・布倫伯格（Stephen Blumberg）被指控從全國各地約三百所大學和博物館，偷取超過二萬三千六百本書，總價值高達五百三十萬美元。布倫伯格偷來的寶貝包含一四九三年出版，外層用象牙色小牛皮裝訂而成的《紐倫堡編年史》（Nuremberg Chronicle）。辯護過程中，有位精神科醫師出席作證，依據醫師的說詞，布倫伯格拿這些書籍不是為了金錢利益，因為他早已擁有一筆數字可觀的信託基金；反之，布倫伯格是患有強迫性收藏，其犯罪生涯始於竊取彩繪玻璃和門的把手，這些東西是從他家附近一處維多利亞式房屋的露台偷來的，只不過這間屋子本來就預定要拆除了。

　　伊朗出生的大富翁法哈・哈基姆扎德（Farhad Hakimzadeh）是名商人，也是位作家，二〇〇九年被判罪，因為他從牛津包德廉圖書館（Bodleian Library）和倫敦大英圖書館，偷取了一百五十頁的書籍內頁。哈基姆扎德利用手術刀，小心翼翼從書本上把內頁割下來，然後帶回位在倫敦騎士橋區（Knightsbridge）的家，用來彌補自己大規模書籍收藏裡殘破的頁面。他破壞竊取的書籍，多

是十六、十八世紀中東、遠東地區與歐洲糾葛不清的歷史內容；其中竊取的一頁是小漢斯・霍爾班（Hans Holbein the Younger）繪製的地圖，價值三萬英鎊。

大英圖書館英國與早期印刷館藏（British and Early Printed Collections）的負責人「憤怒到了極點」，向媒體表示：哈基姆扎德「非常富有，但為了他自己，卻破壞屬於公眾的物品！自私到毀壞物品！這可是整個國家經過好幾個世代的心力所獲得的物品！」此案件裡，法官似乎有顆比較理解的心，在宣判兩年徒刑時，對哈基姆扎德說，「你有顆深愛書本的心，但或許是太愛了，以致於過了頭。」

參見：偷竊癖、購買癖、囤物癖、鬱金香狂熱

血液、注射、傷口恐懼症
BLOOD-INJECTION-INJURY PHOBIA

極度害怕血液、打針和傷口（亦可稱為出血恐懼症 hemophobia、打針恐懼症 trypanophobia、創傷恐懼症 truamatophobia），現今常被認為是一種症候群——血液、注射、傷口恐懼症（BII）——受影響的人口達3％至4％。此恐懼症的反應包含頭暈、噁心、心跳和血壓劇降，有的時候還會伴隨著視野狹窄症（tunnel vision）、耳鳴、流

汗和失去意識。病情嚴重時，患病的受害者會拒絕抽血檢查、開刀、打疫苗，極端案例則是會拒絕所有醫療行為。

BII 患者對自身症狀的描述通常是噁心，大過害怕血液、傷口或針頭，且實驗也證實了，在這種狀況之下，大多都是厭惡和懼怕的感覺。當觀看手術過程的影片，懼怕血液或是傷口的患者會皺起眉頭、揪起上脣，同時心跳會突然加速，然後又突然下降。這種特別的兩階段反應模式顯示，先有一開始的懼怕反應（杏仁核讓血流加速），接著出現厭惡感（胰島讓血流變慢）。血壓下降乃是血管迷走神經（vasovagal nerve）過度反應所致，導致出現頭昏眼花，有時還會失去意識。雖然少見，但血壓突然下降可是會致命的：一九九五年，詹姆士·漢米爾頓（James G. Hamilton）寫了一篇有關打針恐懼症的文章，文中提到一位二十三位患者的死因，正是因為碰到針頭而發生血管迷走性休克（vasovagal shock）。BII 恐懼症的第一階段是出現懼怕反應，從心跳加快這點可獲得確認，有些人推測這可能其實是害怕即將會有厭惡反應所導致的，這種厭惡感很不舒服，甚至還會伴隨噁心、暈眩、頭昏眼花這類具有危險性的感覺。

各種恐懼症之中，就屬 BII 恐懼症最具遺傳性──為此病所苦的患者之中，估計有 60％的人都有一位近親也有相同症狀──不過，該病症的演化性目的並不鮮明。一見到血就會全身僵硬、走路跟蹌或是昏厥的人，一旦遭遇攻擊，對群體來說沒有任何益處：自己或夥伴受傷，這類

人無法提供協助，也承受不起敵人傷害造成的傷口。不過，害怕血液或是會滲透到肌膚裡的物品這點，倒是可以幫助他們事先避免身體受傷。此種恐懼症甚至可說是，在會導致受傷的事件之中，提供了某程度的自我防衛能力，因為血壓降低可以讓血流的速度減慢一些。BII 患者也可能因為昏倒，而躲過了敵人的注意，又或者是抑制住自身的反射性回擊。但這類人其實是在裝死，既不是逃跑，也不站起來反擊。

有項假設認為 BII 恐懼症是演化的結果，也就是舊石器時代部分女性為了提高生存可能，演變而出的特質。人類殘骸和 DNA 譜系的研究結果，顯示有數百萬年的期間，年輕男性透過打鬥，奪取正值生育期的女性。戰鬥過程裡，看到血液就昏倒的婦女和幼童，比較有可能會變成俘虜，而不會直接被殺掉。如果這套理論正確無誤的話，那麼恐懼症的反應對生育期的女性較有益處，高過於對男性的好處。也因為如此，較常見到女性患有此種恐懼症。二〇〇七年，史蒂芬‧布卡（Stefan Bracha）和多位精神科醫師一起驗證了此一假說，他們採用美國巴爾的摩市（Baltimore）一項範圍廣泛的流行病調查，結果如同預期的一樣，生育年齡女性患有 BII 恐慌症的人數是男性的四倍以上；50 歲以上女性患病的比率大幅下降，乃是較為年輕女性族群的三分之一，此項研究結果似乎是支持演化結果的解釋。

為了避免昏倒，BII 患者可以藉由咳嗽、吞喝液體、生氣等方式，暫時性提升血壓。一九八〇年代，瑞典心理學家拉許雍漢‧恩斯特（Lars-Göran Öst）訓練了一些恐懼症患者，利用每次繃緊手臂、軀幹、雙腿肌肉十到十五秒的方式，增加血流量到大腦。一九九一年，恩斯特為自己的方法做了實驗，對三組 BII 患者播放開膛手術的影片；其中一組事先被教導了恩斯特的「收緊肌肉」法（'applied tension' method），另一組接受的是曝露療法，第三組則是同時接受上述兩種療法。曝露療法這一組出現恐懼症狀的數量，是學習收緊肌肉法這組的兩倍，而兩種療法都有的這一組情況是最好的。

看完影片之後，學習收緊肌肉法這組的患者中，有一半的人告訴恩斯特，他們觀看影片時完全不需要用到這個方法。當被追問為何會如此的時候，患者表示是因為沒有需要；一位患者表示，「如果我出現症狀了，我知道有個有效的方法可以使用」。或許正是因為這份自信，便能預防出現血管迷走性休克。學會這個方法之後，這些患者或許就相當不會感到害怕了，因為他們沒有進入一開始的恐懼反應階段，也不會有從恐懼轉變厭惡所引發的血壓驟降，以及頭昏眼花的狀況。

參見：被污恐懼症、看牙恐懼症

雷電恐懼症

BRONTOPHOBIA

　　一八七〇年代的紐約市裡，醫師喬治・米勒・比爾德（George Miller Beard）發現自己遇到好幾位畏懼市區裡猛烈雷雨的病人，並於一八八〇年在《神經衰弱實作專論》（A Practical Treatise on Nervous Exhaustion）中，把此一病症命名為雷電恐懼症（英文取自希臘文 bronte，打雷的意思）。比爾德還發現此症常會伴隨天象恐懼症（astrophobia，源自 astrape，閃電之意）一起出現。雷電恐懼症的歷史很久，羅馬帝國首位皇帝奧古斯都・凱薩（Augustus Caesar）和第三位皇帝卡里古拉（Caligula），兩人都是只要聽到雷聲隆隆作響，便會踉蹌跑到床下尋求躲避，或是直接逃到地下室裡去。格蘭維爾・史坦利・霍爾於一八九七年的研究深具代表性，其列出的各種恐懼症之中，害怕打雷已算是相當常見。霍爾寫道，「或許，無處可躲就是聲響可操控感受的力量，同時也會激發出許多想像」。

　　比爾德醫師的病患表示，這股畏懼感會伴隨著頭疼、麻木失去感覺、噁心、嘔吐、拉肚子，偶爾還會有痙攣的情形。有位女病患告訴醫師，自己夏天的時候常會看著天上的雲，害怕並擔心有暴風雨要來了；「她自己也知道這樣很荒唐可笑」，比爾德寫道，「但她信誓旦旦表示自己真的控制不了！」這位女病患聲稱是從外婆那邊遺傳到這

個毛病的,其母親還說,當時躺在搖籃裡的她就很容易被雷雨嚇個半死。一位神職人員帶妻子前來找比爾德醫師,表示妻子患有雷電恐懼症達六年之久;這位丈夫抱怨表示,每當有暴風雨要來,他「就得趕緊把門窗關起來,讓室內變昏暗,讓自己和家人覺得很麻煩」。

一九七五年,一樣是在紐約市,行為治療師(behavioural therapist)貝瑞‧盧貝津(Barry Lubetkin)醫治一位患有雷電恐懼症的 45 歲女性。這位病患告訴盧貝津,自己總是緊盯暴風雨,一聽到雷聲就會懼怕地捲縮在地下室裡,這股恐懼感還外擴、包含其他突然出現的大聲響,像是車子回火(backfiring,即排氣管發生氣爆)、氣球破裂、飛機低空飛行的引擎聲。她實在是太害怕紐約夏天的暴風雨,也已求助過兩位心理治療師(psychotherapist),但都沒能醫治好這個毛病,所以已經開始考慮搬離這個地區。女病患還向盧貝津表示,自己的雷電恐懼症症狀,可以一路追溯到小時候歐洲還在打仗的時候,當時她常被爆炸的炸彈和砲彈給嚇壞。

盧貝津醫師教導病患放鬆的方法之後,便帶著她來到當地的天文館,請放映師協助播放三分鐘的雷雨影片。這位病患在觀看影片之前,會先讓自己放鬆一下,然後一遍又一遍觀看影片,這天總計看了八遍。這位病患前後來到天文館七趟,每次都重複觀看影片。之後她告訴盧貝津,自己恐懼症的症狀已獲得改善,擔心打雷的時間也變少了。有一回暴風雨來襲,她甚至可以待在當時前去拜訪的

屋子最頂層。同時,這位病患也不再因為砰的聲響,或是飛機引擎聲,而感到困擾無助。

一九七八年,兩位心理學家安德烈‧利德爾(Andrée Liddell)和莫琳‧萊昂斯(Maureen Lyons),分析研究十位雷電恐懼症和天象恐懼症女患者的病歷記錄,這些病患的年紀介於 23 歲到 66 歲之間,且過去十五年來都曾在倫敦米德爾塞克斯醫院(Middlesex Hospital)接受過治療。這幾位女病患之所以就醫,全都是因為一直對暴風雨憂心不已;過分執著在天空裡找烏雲,收聽收音機裡的天氣概況,查閱報刊上的天氣預報,打電話到氣象局詢問最新資訊。要是打雷了,她們會迅速用雙手遮住耳朵,或是躲在毛毯、枕頭底下,又或是狂奔至家中躲進覺得安全的角落,還有兩位病患則是選擇平躺在樓梯底部的地板上,又有兩位病患是躲在樓梯下的隔間裡。她們戰慄發抖、尖叫大哭,身體感到忽冷忽熱。

研究人員發現,數個案例中的恐懼症,都是因為人生中有過不好的事件而起——流產、再婚失意、父母或丈夫過世——有三位病患表示,曾在二次大戰期間遭受到炸彈的驚嚇。另有一位女性指出,自己是從越南搬到英格蘭之後,才開始出現恐懼症的,而在越南的時候,也曾受到一樣的炸彈驚恐。不過,研究人員也注意到,多數病患並不記得打雷和痛苦難忘的意外事件有什麼關聯,因此認為該恐懼症也有可能是事先預備好的懼怕(prepared fear),此乃實驗心理學家(experimental psychologist)馬汀‧塞

利格曼（Martin Seligman）於一九七一年診斷所得。塞利格曼有篇深具影響的文章〈恐懼症與備戰〉（Phobias and Preparedness），文中指出這是演化的結果，這讓我們能比其他物種，更容易學習、保護免於遭逢某些相關事件的侵害。塞利格曼認為，害怕打雷就和懼高、怕黑一樣，皆屬於適應演化的傾向，而此傾向在以前對人類來說是很有幫助的，因此才會潛伏在我們許多人之中。

不過，塞利格曼也相信，恐懼症要轉變成是「經血統傳承預備好」的懼怕感，那麼會需要有個經歷來啟動才行。儘管米德爾塞克斯醫院的研究人員宣稱，其研究案例中有創傷經歷的證據非常少，不過十位病患中，有四位提及可怕的炸彈轟炸事件，有一位描述自己是被炸彈「嚇壞的」。一九六〇年代到一九七〇年代，大多數居住在倫敦的成年人都記得一九四〇年的大轟炸（the Blitz）事件，也記得一九四四、四五年市區遭逢「V1 飛彈」（doodlebug）的攻擊，總計有超過四萬人喪命。或許，米德爾塞克斯醫院的研究人員會認為炸彈事件是再尋常不過的事件，所以不足構成創傷經歷。然而，對部分患有雷電恐懼症的女性而言，就像是盧貝津醫師那位歐洲移民的患者一樣，雷聲隆隆作響時，仍是會勾起回憶，那可是撕裂城鎮天空的爆炸事件，家裡的牆壁在晃動，窗戶碎了一地，街上被炸出許多坑洞，不小心的人不是被殺，就是肢體殘廢。

參見：氣球爆破恐懼症、懼音症

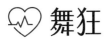 # 舞狂

CHOREOMANIA

一三七四年，夏天都過了一半，一場狂舞的流行病，沿著萊茵河流域蔓延，一路擴散到周圍鄰近的鄉村。「男人和女人都一樣」，修道士希倫多的彼得（Peter of Herental）指出，「他們在家裡頭、在教會、在街上跳舞，彼此握著手，在空中跳躍」。他們是在強迫自己跳舞，一跳就是好幾個鐘頭、好幾天，直到累倒在地，爬不起來為止。彼得說，當他們停下來的時候，「會覺得胸口很痛，而且要不是腰部的亞麻衣裳被朋友拉得很緊，他們就會發瘋哭喊說自己快死了！」有些人的確是死了沒錯。「有些人被醫治好以後，表示自己好像是在血河裡跳舞，這就是為什麼他們會不停地騰空往上跳。」這股「狂舞」風潮一直持續到當年十月底，後來「狂舞」被稱為舞狂（英文源自希臘文 khoros，舞群、舞者的意思）。

一五一八年七月十四日，另一場舞狂發作了。先是托妮亞女士（Frau Troffea）在史特拉斯堡（Strasbourg）的街上跳舞，當週結束時，已有三十四人在托妮亞身旁一起跳舞，到了當月底的時候，人數增加到四百人。當地政府為了管制秩序，還提供廳廊、市集給舞者去跳，派出音樂家陪伴舞者，但這些作為似乎讓情況越發嚴重。八月十日，大家終於停止跳舞時，有數十人因心臟病或中風而倒地不起。

歷史學家對於突然有這麼多人一起跳舞的事件感到新奇。一八三二年，德國醫師尤斯圖斯・弗瑞德呂希・赫克（Justus Friedrich Hecker）形容這群人是患了某種情緒感染，一種「病態同理心」（morbid sympathy），人們看到有人在跳舞，就會被激發想要跟著跳。赫克提出看法，認為起初的原因是黑死病或腺鼠疫（bubonic plague）所致，導致歐洲在一三四七年到一三五一年間，有一半的人喪失性命，而存活下來的人，有不少都陷入絕望的泥沼；有些人就是透過跳舞來發洩恐慌與悲痛。約翰・沃勒（John Waller）接受了赫克的解釋，表示跳舞這場流行病是大規模的心因性疾病（psychogenic illness），因懼怕而誕生、因仿效而蔓延。經過沃勒的細查，緊接在綿延不絕的苦難時期過後，就會有最為戲劇化的事件爆發；一三七三年和一三七四年，萊茵河水患淹沒了街道與住家，一五一八年史特拉斯堡遭逢十年期間的飢荒，疾病與猛烈性感冒肆虐。凱琳娜・戈特曼（Kélina Gotman）描述這些流行病就是社會動盪的病症，以及原始性和過度行為的湧現。戈特曼寫道，這時狂舞的人出現了，「文明社會裡有隱憂，裂口一旦出現了，這些人似乎便會洶湧而出」。

另有人認為，沿著萊茵河出現的這種發狂似舞蹈，其實是麥角（ergot）引發的神智不清抽搐。那是一種可用來治療精神疾病的黴菌（psychotropic mould），好發於潮濕的黑麥上，因此沿岸人們吃的麵包等於是被萊茵河水

患給下毒了。不過，社會學家羅伯特‧巴索洛梅（Robert Bartholomew）提出論證，認為是來自匈牙利、波蘭和波西米亞（Bohemia）的朝聖者引發這股狂熱，因為這些信眾以跳舞作為崇拜儀式，而信眾沿途經過城鎮時，當地民眾也就一起加入跳舞行列。巴索洛梅引用法國編年史家傑昂‧都普魯（Jean d'Outremeuse）於一三七四年九月十一日寫下的一段話：「從北方來到列日（Liege）……，這是一群持續不斷在跳舞的人，他們把衣服綁在一起，又蹦又跳……，一邊大聲呼喊施洗者約翰的名字，一邊用力拍打雙手。」

　　巴索洛梅指出，中世紀時，舞蹈可視為一種贖罪的行為。一一八八年的夏天，皇室文官杰拉爾德‧巴里（Gerald de Barri）描述威爾斯教會的一種儀式，男男女女都在聖艾米達（St Almedha）聖殿跳舞，然後又「唱著歌到前院跳舞，接著突然往地上一倒，進入催眠狀態，隨即又發狂似地跳了起來」。信眾跳舞時會做出他們所犯下的不當行為，模仿在節慶的日子裡卻去耕田的不當作為，又或是跑去修補鞋子。接著，他們會回到祭壇，「突然清醒，恢復自我」。這種與自身脫節的舞蹈，被視為是超脫狀態。藉由舞蹈，他們可以觸碰到自己的不當行為，尋求寬恕。

參見：披頭四狂、魔憑妄想症、狂笑癖

幽閉恐懼症

CLAUSTROPHOBIA

全世界人口之中，有5％到10％的人，會因為一個小小的房間、壁櫥、洞穴、電梯、地窖、飛機、隧道、口罩、磁振造影儀（MRI scanner），甚至是一件頸圍很貼的襯衫，進而引發恐慌的感覺。一八七〇年代，義大利醫師安蒂果諾・拉吉（Antigono Raggi）診斷出這種空間遭侷限的恐懼症，引用的例子是一位傑出畫家來到自己的畫展，地點是個狹窄的畫廊，此時他的恐懼感來襲，趕緊衝往門口，卻發現門鎖住了，於是就從窗戶跳了出去，接著沿著屋頂一直跳躍，直到觸碰到地面才停了來。拉吉稱之為 clithrophobia「幽閉恐怖」，英文取自希臘文 kleithron，意指閂門用的條狀物。但一八七九年時，英國出生的法國醫生班傑明・波爾（Benjamin Ball）改稱之為 claustrophobia「幽閉恐懼症」，英文源自拉丁文 claustrum，侷限空間的意思。

波爾的幽閉恐懼症患者之中，有位年輕士兵，當他獨自一個人走入通道時，就會開始覺得牆壁越來越窄，接著就會害怕自己被困住，然後得趕緊衝到戶外的田野才行。另一位病患到巴黎聖雅克塔（Tour Saint-Jacques）爬旋轉式樓梯時，恐懼症也發作。這兩位病患在家時，都會堅持要敞開公寓大門，因為一旦害怕的感覺來襲，他們就能快速逃離公寓。「與特定場所畏懼症，或是其他開放

空間的懼怕感相比」，波爾表示，幽閉恐懼症「顯然很不同，但實質上又很相似」，兩者皆「與無來由的沮喪憂鬱，或是與激烈的狂熱癖，有著緊密的關係」。一九二〇年代，倫敦東區的醫官弗雷德里克・亞歷山大（Frederick Alexander）觀察發現，幽閉恐懼症是一種「反省狀態，也就是內心在自省、自我在沉思的心理過程」，而陷入泥淖的心理狀態，宛如是在轉變為生理懼怕之前就出現了。

由於這種病症相當常見，年紀輕輕就會患病，因此許多心理學家猜想這應該是演化殘存的生存機制。一九九三年，史坦利・傑克・瑞奇曼和史蒂芬・泰勒（Steven Taylor）兩人在加拿大證實，幽閉恐懼症主要就是害怕窒息感，然後才是懼怕束縛感。兩位學者也發現，對焦慮反應較劇烈的這一類人，較常患上幽閉恐懼症，通常也是因為有過可怕的經歷才會被誘發。一九六三年，西德心理學家安德烈・普洛加（Andreas Ploeger）決定要來追蹤十位男性，這幾位受害者因為萊格德（Lengede）礦坑崩塌一起被困了十四天；隔年報告出爐，十位有三位患有侷限空間的恐懼症。

一次世界大戰期間，愛丁堡附近的奎克拉哈特醫院（Craiglockhart Hospital），有位前衛的精神科醫師威廉・霍爾・瑞佛斯・瑞佛斯（William H. R. Rivers），接到一位患有幽閉恐懼症的年輕軍醫病患。其實早在戰爭爆發之前，有位精神分析師便告訴這位年輕軍醫，他的口吃和懼怕侷限空間的問題，其根源一定是對性侵害創傷記憶的壓

抑所致，但這位軍醫怎樣也記不起來自己有過性侵經歷。開戰之後，軍醫放棄治療，離家加入皇家陸軍醫療部隊（Royal Army Medical Corps）。

瑞佛斯得知這位軍醫在西方戰線（Western Front）時，幽閉恐懼症的問題越來越嚴重。「抵達前線時」，瑞佛斯寫道，「他的生活和工作都是在挖掘，有次還因為懼怕狹窄空間而蒙受折磨。他最害怕的是，哪天要是發生什麼事情，自己可能逃不出去。頭一天開始被要求使用鏟子與鍬子展開挖掘工作時，軍醫的懼怕感大為加重，因為有人跟他說這是為了哪天自己被埋時預備的」。到了晚上睡覺時間，這位軍醫沒有在挖掘好的坑洞裡睡覺，而是一直踱步來回走動；沒多久他就因為精疲力盡而倒下，接著被診斷是砲彈引發的精神失常，然後就被送了回來。

瑞佛斯自願為這名病患會夢到有關壕溝戰事生活的惡夢，做分析。他向軍醫解釋，佛洛伊德與其追隨者認為，壓抑會造成影響這點是對的，但對於認為只是性侵的緣故則是錯的。瑞佛斯相信，這位年輕醫生的困擾，原因可能是出自其他記憶。幾天後，軍醫回想起小時候在蘇格蘭的一次偶然事件；3、4歲時，他曾經自己一個人去找一位年邁的二手貨商人，想要把一些不怎麼樣的東西賣個半便士（一百便士等於一英鎊），但他要離開的時候，發現自己被困在一個黑暗、狹長的通道裡，旁邊還有一隻棕色、咆哮怒吼的惡犬擋住去路。這位軍醫告訴瑞佛斯，當時他個頭很小，碰不到門把，回不去二手貨老人的公寓，所

以感到非常非常害怕，並指出這老人的名字叫做「麥肯」（McCann）。

　　瑞佛斯向軍醫的父母查證：的確有位名叫麥肯的二手貨老商人住在他們家附近，但卻不知道自己的兒子曾去找過這位老人。

　　修復這段記憶似乎醫治好這位年輕軍醫的幽閉恐懼症問題；瑞佛斯講述道，他被醫好了，感覺好很多，「甚至希望我把他關在某間醫院的地下室裡！不必多說，我自然是拒絕把他送去做如此英勇的測試！」回到倫敦後，軍醫發現自己可以坐進擁擠的電影院裡，這可是長期以來都會感到恐懼的事，此外也可以自在地搭乘倫敦地鐵，完全不會感覺不適。瑞佛斯一九一七年的記錄寫道，軍醫還是有口吃的問題，還是會做惡夢，不過處理掉幽閉恐懼症似乎證明了，他這方面的焦慮乃根源於二手貨老商家住處通道的經歷。

　　對瑞佛斯來說，此案例驗證了壓抑的記憶會引發神經疾患這一點。根據他的觀察，戰爭早期許多醫生都在尋找砲彈引發恐懼症的生理病因，「從眾多案例看來，隨著戰事推進，在體認到砲彈爆炸或其他重大戰爭災難是導火線之前，生理感受早已先起了反應，釋放長期被抑制的生理力量」。瑞佛斯相信，戰場上爆炸衝突的驚嚇已進入士兵的潛意識裡。到了一九一七年，瑞佛斯也運用這些概念來醫治詩人西格夫里・沙森（Siegfried Sassoon）。

沙森於一九一八年發表的詩作〈反擊〉（Counter-Attack）中，描述一位西部戰線士兵被恐慌壓制的情況：

他蜷伏畏縮著，迅疾的懼怕感讓人頭暈目眩，
厭倦了逃離，厭倦了哽咽的恐懼，
厭倦了遭屠殺時，緊張慌亂的肢體。

這位弟兄被困住了，跟死去的同袍在一起，同樣被困在悶熱窒息的戰場壕溝裡。

參見：飛行恐懼症、特定場所畏懼症、黑暗恐懼症、鐵軌恐懼症、
活埋恐懼症

小丑恐懼症

COULROPHOBIA

此病症名稱的源頭並不明朗，但意思是指對小丑有著病態般的恐懼，據悉是於一九九〇年代左右出現的用字，不過時間點也可能是一九八〇年代。Coulro 或許是源自於拜占庭時期希臘文 kōlobathristes，意指「踩高蹺走路的人」，但也可能是重組現代希臘文 klooun 一字的結果，但這個希臘字其實是借用英語而來。然而，一連串的驚奇事件倒也提升了用字需求。

一九六〇、七〇年代，小丑在美國是個非常受到歡迎的人物。當時最知名的小丑，當屬兒童電視明星波索（Bozo），他頂著一頭朝兩側爆炸的紅髮、紅紅圓圓的鼻子，畫得很誇張的笑臉，還有一對永遠是往上飛的眉毛。另外還有一位出名的小丑，這位也頂著類似的紅髮、白臉，是麥當勞餐飲集團的吉祥物羅納德·麥當勞（Ronald McDonald）。那年代找小丑來做行銷非常容易，因為隨便一個人戴上假髮、畫上濃妝，就能變成當地電視節目上的波索，也可以變成負責歡迎小朋友來吃漢堡的麥當勞叔叔。

一九七〇年代，小丑形象受創，原因是約翰·韋恩·蓋西（John Wayne Gacy）認罪坦承殺了三十三位年輕男性與男孩。這位來自伊利諾州郊區的商人蓋西，被發現扮演一位叫波狗（Pogo）的小丑，出沒在當地的商家和兒童派對裡頭。一張蓋西身穿道具服的照片刊登在報紙上：一位發福微胖的男性，穿著紅白相間的條紋連身衣，脖子還有荷葉邊的領子，舉起戴著手套的手對著相機示意，此時另一手拿著一把氣球，那大大的紅色笑臉就畫在跟粉筆一樣白的臉上。根據報導，蓋西被捕之後說道，「該死！小丑走向圍觀女性，就算他捏她們的胸部，女人們也只是呵呵笑！所以，小丑就是有辦法不會因為殺人就被抓起來！」蓋西在一九八〇年被判處死刑，之後小丑的大白臉和齜牙咧嘴的笑容，突然間成為不祥的形象，這卡通面具背後可能隱藏著專門綁架兒童的瘋狂綁匪，也可能藏著殺

手或獵豔混球。小丑那傻呼呼的笑容，已經變成一種不懷好意的淫笑，嘲弄著無辜的人。

一九八一年，麻州波士頓出現多起小丑騷擾兒童的通報，學校給所有老師發出指示說明：「警察當局和郡辦公室已發現有成人穿著小丑服裝，在上下學途中騷擾孩童，因此建議孩童要遠離陌生人，特別是身穿小丑服的陌生人。」正當報章雜誌刊登出這項報導的時候，麻州布魯庫萊因鎮（Brookline）和羅德島州普羅維登斯市（Providence），皆相繼出現「小丑跟蹤狂」，接著密蘇里州堪薩斯市（Kansas City）、內布拉斯加州（Nebraska）奧馬哈市（Omaha）、科羅拉多州也出現小丑的蹤跡。此時，大眾對小丑的害怕已成為大規模恐懼症，孩童更是膽怯，算是進入一種集體性的歇斯底里狀態。

一九八六年，小丑會獵殺人的形象越發加劇，原因是史蒂芬・金（Stephen King）的暢銷小說《牠》（It）裡頭，有這麼一個擁有超自然力量的駭人小丑潘尼懷斯（Pennywise）。邪惡力量的小丑總以小孩最懼怕的模樣出現，那永遠不會凋零的齜牙笑容，潛藏的靈魂滿是恐慌、悚懼。一九九〇年，史蒂芬・金的小說被翻拍成電視短篇連續劇後，目睹幽靈小丑的事件大幅增加。一九九一年，有傳言說某個小丑開著一台冰淇淋車，在蘇格蘭到處出沒，小丑會誘拐孩童進到車內、剁成肉塊。有個小女孩聽說，這個小丑殺手為了毀掉證據，所以就把受害著的鮮血當作覆盆莓醬淋在冰淇淋上。

一九九九年，演員強尼‧戴普（Johnny Depp）承認，自己長期以來都很害怕小丑，還告訴《舊金山觀察家報》（San Francisco Examiner）：「那外表之下，總感覺好像有個黑暗面深藏其中，很有可能就是真正的惡魔。我猜我之所以會害怕，是因為無法分辨——就是因為那笑容是畫上去的——他們是真得開心，還是他們準備從我臉上咬下一塊肉。」

二〇〇八年，英國雪菲爾市（Sheffield）一間醫院向院裡二百五十名孩童，詢問病房牆面裝飾的意見。雪菲爾大學（Sheffield University）研究員表示，「我們發現孩童一致表示不喜歡小丑」。醫療小丑協會（the Association of Hospital Clowns）強烈反對這項涵蓋範圍過廣的結論，至於二〇二〇年《英國醫學期刊》發表的一項研究證實了部分協會的意見，此項研究是在一百二十四間美國醫院做的實驗分析，他們發現「小丑醫生」可降低孩童的痛楚、沮喪與脆弱感。然而，英國皇家兒科與兒童健康學院（Royal College of Paediatrics and Child Health）的發言人觀察發現，「有些病童或許會很開心在病房裡看到小丑」，同時也表示「但有些病童會感到害怕。」

小丑、弄臣、丑角會讓我們感到不安，這情況已有數百年之久。他們獲得許可，可以盡情搬弄是非、隨時會破壞社會規範，而他們明亮的面具與道具服，常被解讀成是黑暗面的遮掩。喬瑟夫‧格里馬爾迪（Joseph Grimaldi）或許是有史以來最出名的小丑了，他在一八三七年過世

之後，大家才曉得他惹了多少麻煩。在查爾斯·狄更斯（Charles Dickens）執筆的傳記中，格里馬爾迪光鮮亮麗的舞台噱頭，與其私底下的磨難，相互形成對比：酒精成癮、慢性生理病痛、兒子過世的傷痛等等。一八三六年，跟格里馬爾迪同為小丑的法國人傑昂·蓋斯巴·何德比侯（Jean-Gaspard Deburau）——創造了最終的皮埃羅（Pierrot）一角——因在巴黎街頭被一位小男孩取笑，憤而發動攻擊、殺死對方。

法國作家愛德蒙·龔固爾（Edmond de Goncourt）於一八七六年觀察發現，小丑的耍寶表演「現在反倒會令人害怕，並充滿擔心和焦慮」；小丑又暴力又悲愁的手勢會讓人想起「瘋人院的庭院」。一八九二年，魯傑羅·萊翁卡瓦洛（Ruggero Leoncavallo）的歌劇作品《丑角》（Pagliacci）裡頭，小丑卡尼奧（Canio the clown）是個愛嫉妒、愛生氣的角色，還親手殺了紅杏出牆的妻子。

進入到二十世紀，承受苦痛的小丑突變成冷血殘酷的小丑。最具影響力的，應該是一九四〇年出現在 DC 出品的原創連環漫畫裡的那一位，蝙蝠俠的死對頭小丑。一九六〇年代，小丑在電視劇裡是快活的惡作劇者，但在一九八九年電影《蝙蝠俠》裡，卻被傑克·尼克遜（Jack Nicholson）演成有著變態人格，整天虛無幻想的角色，這形象一路延續到二〇〇八年《黑暗騎士》（The Dark Knight）和二〇一九年《小丑》（Joker），兩個分別由希斯·萊傑（Heath Ledger）和瓦昆·菲尼克斯（Joaquin

Phoenix）演出的小丑。現在這個讓我們討厭的角色，形象似乎已不再是承受苦痛的人，而是對苦痛的感受無能。

參見：人偶恐懼症

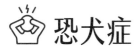 恐犬症

CYNOPHOBIA

美國因某種恐懼症尋求醫療的病患之中，有超過三分之一的人是對貓（恐貓症）或狗（恐犬症，英文源自希臘文 kyon，意指狗）感到恐懼。由於這個世界上，每九個人之中，就會擁有一隻以上的狗，因此對這些動物會有恐懼症的話，確實會在一般生活上帶來嚴峻的難題。

與成人相較，孩童比較容易被狗追、被狗咬，也較常被診斷出患有恐犬症。一九七五年，臨床心理學家瑪麗安・麥唐納（Marian L. MacDonald）的筆下，記錄一位患有恐犬症的 11 歲男童，由父母帶來到伊利諾大學（University of Illinois）的諮詢中心。老師形容這位男孩是極度沉默寡言，不參與戶外運動，就是因為擔心會碰到狗。母親早上會載他到學校，下午會再來把他接回家，如此一來就不會不小心遇到狗了，男孩的父親早已放棄觀賞運動賽事，因為自己的兒子不會陪他一起看。這男孩大多數的時間都是獨自待在房間裡，看漫畫、畫超級英雄。

男孩父母告訴麥唐納，兒子跟狗有過三次不好的經歷，之後才會患上了恐懼症。先是 3 歲的時候，在親戚家庭院，被流浪狗追著跑，因而受到驚嚇。一年不到，男孩與父親坐在後門門廊，有隻狗晃到附近，父親把狗叫過來，拍一拍之後，也鼓勵兒子也摸摸狗，但不幸的是，當男孩伸出手時，狗的情緒突然變得很激動，咬了男孩的手臂。自此以後，男孩變得更加懼怕了，這股恐懼甚至延伸到其他動物（貓、青蛙、蚱蜢、蜜蜂）身上，所以也害怕與狗相關的聲音，以及脖子上的頸鈴聲響。

　　過了一年，有天男孩在前院玩球的時候，有隻狗衝過樹叢的縫隙，直接把男孩撲倒。之後，男孩就非常懼怕狗。

　　此案例似乎成了範例，可解釋奧瓦爾・霍伯特・莫勒（Orval Hobart Mowrer）於一九四七年想到的恐懼條件兩因素模型。莫勒認為，恐懼症是古典制約與迴避行為（classical conditioning and avoidance behaviour）所創造而成。恐懼症一開始先是有不好的經驗，爾後痛楚之類的「非制約刺激」（unconditioned stimulus），與狗兒之類的「制約刺激」（conditioned stimulus），兩者有了連結，而這道連結會因為迴避懼怕對象而被加深；閃躲行為或許短期內可以降低憂慮，讓個人逐漸切斷懼怕對象與害怕感覺之間的連結。莫勒指出，如果一開始便有許多次經歷，把非制約與制約刺激給串連在一起的話——如同伊利諾州這位男孩三次與狗狗的驚悚衝突——這種恐懼症就更難擺脫掉。莫勒也說明了次級制約（second-order conditioning），就是一種恐懼症可能會擴大概括到其他對象上，伊利諾州男孩的案例就是擴及到貓與青蛙。

　　麥唐納在伊利諾州的諮詢中心，為患有恐犬症的男孩，設計了一套減敏療法（desensitisation therapy）。麥唐納先教導男孩想像遇到狗的情況，從稍微有點緊張的情境開始，然後漸漸發展到近距離的接觸。「好的」，麥唐納這樣說道，「我要你想像一下，你自己一個人坐在家中後院，一邊玩著特種部隊（GI Joe）遊戲，一邊抬頭看著那隻你很不熟的牧羊犬，先是跑到你家的車道，然後又從車庫旁跑走」。接續幾週裡，麥唐納教導男孩放鬆技巧，並給他幾張狗的照片拿回去貼在房間裡，以及一捲錄有狗吠聲的錄音帶回去播來聽。此外，麥唐納也要求男孩，寫一則自己跟狗愉快相處的故事。兩人也討論過狗的各種肢體動作，脖子的毛豎立起來代表什麼意思？搖尾巴又是什麼意思？麥唐納鼓勵男孩閱讀有關狗犬的訓練手冊，並拿動物玩具來練習拍拍和呵癢。之後，便在男孩的實際生活裡，安排訓練項目：自己走路去學校、學騎單車、到公園去看棒球賽。

　　麥唐納也溫柔提醒男孩的父母，或許他們的行為可能會勾起、加劇男孩的恐懼症，也要注意過於緊迫盯人，或是老想著兒子一定會很焦慮。同時，也建議父母遇到有狗出現時，要忽略男孩緊張猶豫與擔憂的情緒，遇到兒子面對動物有正面回應時，要給予鼓勵，還要逐漸漸給男孩更多責任與自主權——「強烈鼓勵這兩位家長，讓孩子獨自

完成某些簡單的差事，不要提供協助」，麥唐納寫道，「像是自己擤鼻涕、自己開臥房窗戶」。其實，由於恐懼症的關係，使得家人覺得男孩很無助、很需要協助。幾次與男孩父母交談過後，麥唐納表示，「他們比較樂於接受把兒子看待成有能力自理的孩子了」。

這次的介入很成功，麥唐納的記錄寫道，兩年後的追蹤門診裡，「男孩已會定期到戶外玩耍，一個人玩或是跟朋友一起玩都有，也不再迴避會遇到狗的情況，老師也不再說男孩是個社交孤立或是膽怯的孩子了」。此案例，演證了單一恐懼症可以多麼複雜、多麼讓人喪失技能，可擴及孩童與家長人生的每一個面向。恐犬症既是整個家庭共有的焦慮，同時也是致病的緣由。

恐懼反應可能被文化制約，也可能被個人的連結給制約。許多遜尼派與什葉派的穆斯林被教導狗是不潔淨的，只要碰到狗的嘴巴或是口鼻部位，就會被建議要進行淨化儀式。一九六〇年代的中國，毛澤東禁止人民把陸地動物當作寵物養，養狗的人被視為追求物質享受、生活頹廢，直到二〇二〇年，中國農業部才正式把狗歸類為「特殊陪伴動物」，不再是「牲畜」。

二〇〇八年，美國路易斯維爾大學（University of Louisville）發現，與非西班牙裔的白人相比較，非裔美國人有較高的可能性會患上恐犬症。研究人員指出，導致此一差距的原因是美國黑人與狗的過往歷史。十九世紀時，美國南部有些農園主人會對狗灌輸對黑人的敵意，方法就

是把狗綁起來，命令黑奴暴打狗兒，然後再把狗放出來，反撲攻擊者。這些狗很習慣追捕逃離農園的男人與女人，如同一八五三年所羅門‧諾薩普（Solomon Northup）在其傳記《自由之心》（Twelve Years a Slave）裡所描述的：「牠們就要追上我了，一聲聲的嘶吼聲越來越近。每一刻，我無不想著牠們就要跳上我的背，等著感覺到牠們的長牙刺進我的肉裡。牠們的數量好多，我知道牠們會把我撕成一塊塊，牠們一口就會把我撕咬致死。」

　　狗持續、一直被美國當作種族歧視暴力之下的武器。一九六〇年代的公民權遊行裡，警察放狗攻擊黑人。二〇一五年，某項研究發現，警官對黑人釋放「警犬部隊」的可能性，乃是白人的兩倍。

參見：皮毛恐懼症、懼水症、動物恐懼症

魔憑妄想症

DEMONOMANIA

　　十九世紀初期，法國一位女性洗衣工告訴精神科醫師傑昂‧艾堤安‧艾斯基羅，「幾百萬年以來，我一直都是惡魔的妻子」，打從她有個小孩死在懷中之後，就被撒旦附身了。這位洗衣工解釋道，這惡魔「跟我一起住，一直跟我說，他就是我孩子的父親。我的子宮會痛，我的身體

被掠奪了！全身上下都是用惡魔肌膚做成的，裡頭滿是蟾蜍、蛇，以及其他各種不潔淨的野獸，全都是從惡魔那邊跳到我身上的」。此外，這位女性還聲稱，惡魔鼓勵她去攻擊陌生人、掐死自己的後代。

艾斯基羅的照護中心裡，還有一位女性表明有兩隻惡魔占據自己的胯下，還會從她的雙耳跑出來，化身成貓，一隻是黃色和白色的，另一隻是黑色。為了堵住通道，這位病患會在耳朵裡放上一塊油。

針對上述案例的判讀，艾斯基羅認為並非是靈魂附身，而是精神失常的例子：魔憑妄想症，英文 demonomania 源自古希臘文 daimōn。艾斯基羅表示，十四世紀的荷蘭、比利時、德國，以及十六世紀中期的羅馬，這症狀曾大為流行，不過時下已很少見。一八三八年，艾斯基羅在《精神疾病》（Mental Maladies）一書中寫道，他有數千名精神失常的病患，而患上魔憑妄想症的數量不到二十人。以前的人會「因為相信巫術、魔法、地獄，而變得神智不清、語無倫次」，艾斯基羅指出，「但現在的人胡言亂語時，則是想著自己會被追捕、威脅，也準備好被負責管理秩序的給禁錮」；這麼一來，地獄使者就被政府機構給取代掉了。

但是，艾斯基羅的話說太早。雖說這本精神疾病專書深具遠影響力，但在問市後二十年，位在法國、瑞士、義大利邊界上的上薩瓦省（Haute-Savoie）一帶，魔憑妄想症爆發大流行。一八五七年到一八六〇年代中期的這段期

間裡，阿爾卑斯小鎮莫爾濟訥（Morzine）裡，有一半的女性，以及許多男性與孩童，皆傳出被撒旦附身。

第一位受害者是十位女童珮紅・塔維涅（Péronne Tavernier），一八五七年春天某日早上，珮紅離開教堂後，在河邊看到一個瀕臨死亡的小孩從水中被救起，後來她就在同一天昏倒，有好幾個小時都沒有恢復意識。事發後幾週，珮紅仍多次發作，陷入昏迷，有天在看顧山羊群時，朋友瑪西・布萊鞏（Marie Plagant）就在她身旁昏倒。過沒多久，兩個小女孩開始出現幻覺。瑪西預知珮紅的父親會生病死亡，之後珮紅的父親和飼養的牲畜，果真蒙受不明疾病折磨。瑪西的兄弟姊妹也開始出現怪異行為：妹妹的眼睛不受控轉向，姊姊抱怨身體裡有惡魔，弟弟用奇怪難以解釋的矯捷速度爬上樹。

幾個月內，上百名小鎮居民都出現痙攣、幻想、口吐白沫、說預言、說方言的情況，還有會突然表演雜耍技藝的。一八五八年，在家人的要求之下，鎮上的神父公開舉行驅魔儀式，但教堂裡卻亂成一團：教友被詛咒、身體不停抽搐，又是砸家具，又是尖叫怒罵。後來，神父數次同意私底下驅魔——過程看起來是，靈體折磨被附身的人，承認自己生前犯下的罪行——但神父卻在一八六〇年公開表示，他不認為莫爾濟訥小鎮的居民是被附身了，而是身體不適。於是好幾位教區教徒因此襲擊神父，逼得警方只好介入。隔年，負責此發狂案件的法國督察，被派來恢復當地秩序，並帶來一支士兵從旁協助。督察把發作的鎮民

送到醫院，確保每個人之間都離得遠遠的。

莫爾濟訥小鎮平靜了好一段時間，但到了一八六四年，隨著當初被送進醫院的鎮民返回到鎮上，症狀又再次大流行起來。五月時主教來訪，發現墓地和教會地板上到處都有數十名抽搐的女性，走到聖殿時，還有幾個人朝主教衝過來，咒罵之餘，還撕扯他的衣服，往臉上吐口水，張大口作勢要咬主教。

這起事件過後，世俗的主管機關只好再次介入。這一次，當局試著以舉行音樂會、舞蹈表演等娛樂活動，撫平鎮民的心情，還設立了圖書館，並再次把發作的人送進醫院，同時侷限宗教活動，而這些措施也都奏效了！到了一八六八年，只有少部分的女性還有被附身的跡象，周遭鄰居也不理會，只看成是有病、說謊、低能。「或許」，社會學家羅伯特・巴索洛梅寫道，「捨棄教會和巫術的舊方式，改用科學家的新方法重新歸類這些人，正是局面能被挽救的要素。這病症不再是集體被折磨，而是個人的問題。」莫爾濟訥小鎮所發生的幾起事件，彰顯出科學取代原本用靈體解讀世界的方式，以及集體共同的毛病也變成是個人的疾病。艾斯基羅對魔憑妄想症下定義，認為是心理問題，這論點依舊屹立不搖。

凱薩琳・羅倫斯・梅訶（Catherine-Laurence Maire）乃是首位詳細記錄莫爾濟訥小鎮事件的法國歷史學家，認為魔憑妄想症之所以會席捲莫爾濟訥小鎮，是因為該鎮突然接觸到現代化的世俗社會。有數百年的時間，該鎮與外

界斷了聯繫，鎮民整日被群山圍繞，堅信巫術與惡魔的古老信念，遵守羅馬天主教教會的信條。鎮民對群山之外的世界了解甚少——兩千名鎮民之中，只有 10％的人識字。不過，到了一八五〇年代，拜交通與通訊所賜，該區域不再封閉。鎮上男性有超過一半前往大城市日內瓦和洛桑工作，只有在聖誕節才返鄉，多數情況是男人的妻子、母親、女兒留下來照顧牲畜與打理土地上的事。

就是在社會與人口發生劇烈變化的情況下，莫爾濟訥小鎮的女性接連遭逢魔憑妄想症的擾亂。美國作家艾倫・偉斯（Allen S. Weiss）認為，這些女性運用「最為極端的語言與肢體，在文化逐步邁向瓦解之際，表達文化中固有的痛楚與渴望」。莫爾濟訥小鎮的魔憑妄想症大流行，可說是中世紀世界瀕臨死亡之時，出現的痙攣掙扎。

參見：披頭四狂、舞狂、獨木舟恐懼症、狂笑癖

皮膚搔抓症

DERMATILLOMANIA

一八八九年，法國皮膚科醫師路易・安・傑昂・布哈炬（Louis-Anne-Jean Brocq）首次使用 dermatillomania 一字，用以描述一位青春期少女強迫性摳痤瘡的行為。古希臘文裡，derma 是指肌膚，tillo 是拉或拔的意思。此病

症也可稱為皮膚搔抓（excoriation），或是摳皮症（skin-picking disorder）。一九二〇年，喬治‧米勒‧麥基（George Miller MacKee）寫道，「這種習慣難以控制，就算有可能控制，這一類人也會覺得很難不去摳弄毛囊角栓、粉刺型痤瘡、粗短毛髮、痤瘡損傷、粟粒疹、痂皮、上皮剝落等小組織。」

二〇一三年，美國精神醫學學會出版《精神疾病診斷與統計手冊》第五版，已將皮膚搔抓症認定為精神疾病——就跟拔毛癖（trichotillomania，拔頭髮）和剔甲癖（onychotillomania，拔指甲）相同——歸類為強迫症、衝動控制（impulse-control），或是專注在身體上的重複行為障礙症（body-focused repetitive disorder）。

多數皮膚搔抓症患者是拿自己的指甲當作工具，有時也會使用牙齒、鑷子、針、刀，這算是一種相對常見的病症，約有 3% 的人口患病，但當中只有 20% 的病患會尋求治療。此種行為常出現在青少年時期，不論是藉由抓、挖、捏、揉哪一種，目的通常都是為了讓皮膚變平滑。面對斑點、丘疹、結痂、疤痕、蚊蟲咬傷，皮膚搔抓症患者都會感到很擔憂。許多病患是專注在臉部，但凡是手搆得到的地方，有些病患還是會去摳；兩側肩胛骨中間的蝴蝶狀區域，有時成了唯一觸碰不到的地方。

皮膚搔抓症的起因可能是肌膚問題，像是牛皮癬、疥瘡（疥癬蟲引起的丘疹，奇癢難耐）等，或是如糖尿病、肝病等疾病引發的肉體感知異常，但這病症的病因通常都

是在心理方面，可藉由藥物或認知行為療法來醫治。然而，皮膚搔抓症有時也會釀成危險；一九九九年，某項研究描述一位女性會強迫性摳弄頸脖，導致頸動脈外露，另有位女性是會摳手，嚴重到醫生建議截肢。

摳皮症可說是一種自我懲罰的行為，專注、蓄意的行為更是種懲罰。不過也可能很享受，那是一種不自覺的自發行為。皮膚搔抓症患者用手指頭摳弄肉體，像是抓癢、捏和摳、發炎與舒緩，創造了一道自給自足的循環，開始與身體親密對話，心裡那焦躁與雜亂、清晰意識，便逐漸遠離這廣闊世界。

「醫生，事情是這樣的！」一位女病患告訴美國皮膚科醫師麥可・布羅丁（Michael Brodin），「你知道我會摳皮，我媽媽也會，我女兒也是。」二〇一〇年，布羅丁在《美國皮膚科醫學會期刊》（Journal of the American Academy of Dermatology）發表指出，這位病患大聲宣告此事，「那口吻、那信念、那態度，就像是她在告訴我他是共和黨的一樣，引以為傲」！

參見：蟎蟲恐懼症、觸摸癖、剔甲癖、拔毛癖

嗜酒癖

DIPSOMANIA

　　一八一九年，德國醫師克里斯多福・威廉・胡費藍（Christoph Wilhelm Hufeland）創了 dipsomania 這個字（源自希臘文 dipsa，口渴的意思）。十九世紀時，該字用來指對酒精有著病態般的渴望，也用來描述酒精引發的瘋癲狀態。

　　在眾多維多利亞人用來描述飲酒過度的字彙（酒醉 inebriety、酗酒 intemperance、習慣性酒醉 habitual drunkenness、飲酒過度 sottishness、泥醉 crapulence）之中，不列顛醫師最喜愛 dipsomania 這個字。這個行為有著科學的遮掩，形塑成一種疾病，而非只是道德敗壞。一八八二年，酗酒（alcoholism）這個字眼出現之後，嗜酒癖更成為直指斷斷續續、不定期的酒醉狀態。嗜酒癖患者是毫無節制的狂飲者，一次次的瘋狂飲酒之間，還會穿插幾段戒酒時期。一八九二年，英國一位專門在法庭上作證的精神科醫師丹尼爾・哈克・圖克指出，這種狂熱症狀的特色就是「有股無法抗拒的癡迷，一股想喝酒的衝動，並發出陣陣的攻擊，發作的病患進入無從控制意志的狀態，展現出極大的痛楚。」

　　二十世紀之際，精神科醫師皮耶・賈內描述了一位 30 歲女性，出身良好，受過教育，但從 19 歲起，開始對

威士忌出現週期性渴求。賈內表示，這位女性是「典型的嗜酒癖患者」；一開始，由於清楚威士忌會對自己造成危險，所以只是淺嚐一口，但她再度注意到時，已經是在大口狂飲了，一杯接著一杯，此時「會感到很羞愧、不開心，變得越來越常自己偷偷躲起來喝」。她一天可以喝掉半瓶威士忌，從爛醉如泥之中清醒過來後，這位女病患會感覺到非常非常絕望：「她說要殺了自己，也只有給自己設下難題才能獲得安慰，所以就會鄭重說出各種誓言。」

這位病患告訴賈內，經過一段長時間的狂飲之後，連續幾週、幾個月的時間，她都只會喝水，可是她的心意會起變化，一開始是緩慢的，後來會變得很急速，直到「每件東西都籠罩上一層哀傷的薄紗，滿滿的挫折感、厭惡所有的行為、強烈的倦怠感」產生。這位病患表示，有一次她又陷入這種狀態，「我對每件事情都感到厭倦，沒有什麼值得我煞費苦心！我甚至不會想要生氣，因為沒有什麼值得我去生氣，當我看到別人有生氣的勇氣時，還會覺得無比驚奇！」她指出，自己不覺得開心，也不覺得不開心，對所有的東西都沒有慾望；「你無法想像這種感覺，那是一道陰影，像日食一樣，一點一點入侵你生活的全部。」

賈內的病患會感覺沒有希望，甚至對丈夫和小孩的愛也都是空的（「失去感情的知覺是有多麼恐怖！」）所以，她不懂為何不乾脆殺了自己？這位女病患只好打開威士忌；她表示，「威士忌下肚後，每件事情的色彩都變了，變得再次有趣！我不再覺得自己很笨，我可以看見、

可以閱讀、可以說話、可以動起來！生活因為威士忌而變得值得，每件事情都附上了一層虛假的價值。」她很清楚酒精提振精神的作用是假的，也知道後續帶來的影響會很糟糕，但是有時威士忌就是她唯一一樣有能力去渴求的東西。

參見：偷竊癖、悲傷癖、女子淫狂、縱火癖

皮毛恐懼症
DORAPHOBIA

一八九七年，美國心理學家格蘭維爾・史坦利・霍爾記錄了一百一十一個「對皮毛反感」的案例，並把此症狀命名為皮毛恐懼症，英文取自希臘文 dora，意思是躲藏，或是動物毛皮。無論是軟如貂毛、毛茸茸如梗犬大衣，還是又粗又油的鼠皮，霍爾的皮毛恐懼症病患就是很討厭皮毛的觸感。有一位 14 歲的女孩，尤其是恐懼切割下來的皮毛，以及吹開就能看到下方肢體的皮毛。

一九一九年，美國兩位行為心理學家約翰・博德斯・華生和羅莎莉・雷納有一項知名的實驗，目的是要證明恐懼症是可以被誘發出來的。該實驗靈感是來自一八九〇年代俄羅斯心理學家伊萬・巴夫洛夫（Ivan Pavlov）的研究，他發現可以制約動物對特定刺激做出生理反應——舉例來

說，只要讓狗把節拍器的聲響與食物做連結，那麼狗一聽到節拍器的聲音就會流口水。

華生和雷納希望可以讓一個寶寶對白老鼠感到害怕，這受試的對象是「亞伯特 B」（Albert B），他是美國馬里蘭州巴爾的摩市，約翰霍普金斯醫院大學附屬醫院（Johns Hopkins University Hospital）裡一位奶媽的孩子，是個「感到索然無趣、沒有情緒」的嬰幼兒。亞伯特六個月大時，被安排到華生和雷納的實驗室做測試。頭一回測試裡，他們拿一隻白老鼠到亞伯特面前，隨後又拿了兔子、狗、猴子、面具、棉球，但亞伯特都沒有出現害怕的感覺。倒是在他腦後用鐵鎚敲打鋼條，那噪音讓亞伯特出現劇烈的反應，他不只是嚇了一跳、全身僵硬，還直接大哭起來。

兩個月後的第二回測試裡，研究人員嘗試讓亞伯特把大聲的噪音和白老鼠連接在一起。每次亞伯特伸出手碰到老鼠時，他們就用鐵鎚用力敲響鋼條。一週之後，研究人員又把老鼠拿到亞伯特面前，此時他猶豫了；雖有伸出左食指，試探性接近老鼠，但最終還是停了下來，沒有去觸摸。這一天，每隔一段時間，研究人員就把老鼠拿到亞伯特面前，同時敲響鋼條。這天測試尾聲，亞伯特光是看到老鼠，便會出現畏懼的反應。

「把老鼠拿到這寶寶面前的瞬間，他就開始哭了」，華生和雷納觀察發現，「幾乎是立刻轉身向左，用四肢把

自己撐起來，然後快速爬離，一直爬到桌子邊緣過不去為止」。此項實驗結果成功了，兩位學者寫道，「這是個很有說服力的案例，害怕反應完全是可以制約的，正如同理論推想的一樣」。

過了一週，亞伯特也開始懼怕兔子、狗、海豹皮大衣，這股對老鼠的恐懼擴散，似乎都與毛皮有所關聯。沒多久，實驗便得告終，因為亞伯特的母親要離開在醫院裡的職位。

華生堅稱，畏懼不是天生的，而是獲取而來的，同時絕大多數人類的個人特質也是如此。一九三〇年，華生表態，「給我十來個健全的嬰幼兒，讓他們在我特定設計的世界裡成長，我保證隨機選一位就能訓練成特意挑選的領域行家——醫生、律師、藝術家、商人、主廚，甚至還可以是乞丐和小偷，這無關自身的才能、傾向、偏好、能力、使命、祖先的種族」。華生發展出的行為學習理論（the behaviourist theory），有別於優生學強調遺傳在人類心理學裡扮演的重要性，也不同於著重壓抑性渴望的佛洛伊德主義（Freudianism）。華生開玩笑指出，如果亞伯特 B 長大後去做心理分析，治療師絞盡腦汁去想為何亞伯特會懼怕海豹皮大衣，可能會「喚起亞伯特的夢境陳述，還分析解釋是因為亞伯特 3 歲時，曾因想要摸母親的陰毛，而被大聲喝止」。

華生和雷納提出主張，認為自己的所作所為，對亞伯特 B 的傷害非常小：兩人的論證表示，嚇寶寶跟其他寶

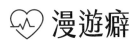

寶可能會遇到的情況差不多；且若有機會的話，他們會試著移除亞伯特的恐懼。兩人為了重新制約亞伯特的反應，原本的計畫是拿出老鼠時，就餵他吃甜食，或是刺激他的性感帶：「我們應該會先試試嘴唇，然後是乳頭，最後一招就是性器官。」還好亞伯特寶寶跑得快：科學家成功讓亞伯特產生恐懼，但至少他們沒有機會對他性虐待。

二〇一四年，亞伯特 B 遭指認可能就是亞伯特·巴爾傑（Albert Barger），一位曾在約翰霍普金斯醫院大學附屬醫院工作的年輕女性所生下的私生子。亞伯特的姪女告訴記者，他已於二〇〇七年過世，本人完全不知道嬰兒時曾被送去做過實驗，不過他的人生似乎還算快樂，只是不喜歡小動物。姪女回憶表示，每回亞伯特打電話說要來訪，她就把家裡的狗全都關起來，直到亞伯特離開才放出來。

參見：恐貓症、恐犬症、懼鼠症、懼音症、羽毛恐懼症、動物恐懼症

漫遊癖

DROMOMANIA

想出走遊蕩的衝動被稱為漫遊癖 —— 英文源自希臘文 dromos，指跑步 —— 乃是法國醫師艾曼紐·瑞吉斯（Emmanuel Régis）於一八九四年命名而得；也可稱為病

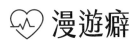

態性旅遊（pathological tourism）、漫遊癖（wanderlust）、流浪（vagabondage）。在十九世紀倒數的幾十年間，症狀似乎在法國蔓延開來。有時會出現在潛意識裡頭，像是走動健忘症（ambulatory amnesia）、解離性漫遊症（dissociative fugue），有時——也是最無害的形式——則會出現漫遊者行為，即在街上遊蕩、到處閒晃的人。

　　十八、十九世紀，多數人認為長時間行走是一件壯舉——一八〇九年，不列顛有位「出名的行人」，名叫羅伯特・巴克雷上尉（Captain Robert Barclay），他連續走了一千個小時，距離長達一千英里（約一千六百公里），因而獲得一千英鎊——許多藝術家和哲學家都非常享受到處遊蕩。一七八九年，讓雅克・盧梭（Jean-Jacques Rousseau）在《懺悔錄》（Confessions）一書提到：「靜止不動的時候，我很難動腦思考。我的身體一定要在移動的狀態之下，心智才有辦法運作。」弗瑞德呂希・尼采（Friedrich Nietzesche）提筆撰寫於一八八〇年出版的《遊蕩者與其陰影》（The Wanderer and His Shadow）期間，每天都要走上八個小時。尼采還告訴讀者「儘量少坐著」、「別相信不是在戶外或自由移動之際所誕生的念頭——因為肌肉沒參與到；所有成見都來自內心。」這兩位作者都決定抬起腳走路，讓自己與大自然親密交流。一八九〇年代，大流行看來是登場了，四處可見一堆人一直在走路，無法停下來。

首位知名漫遊癖患者是傑昂・阿貝爾・達達（Jean-Albert Dadas），來自法國波爾多的瓦斯裝修技師。正如一九九八年伊恩・哈金（Ian Hacking）於《瘋狂漫遊者者》（Mad Travellers）的描述，8歲的達達在一八六八年從樹上摔下來撞傷腦部，四年之後第一次發生漫遊出走事件，當時他是從當學徒的瓦斯工廠離開，後來在鄰鎮被找到，在那裡當賣折疊傘商人的助理，但他似乎完全不知道自己是如何抵達這個城鎮的。達達表示，他的人生裡，就是會陷入漫遊狀態，等到恢復意識時，困惑之餘，便發現自己身處在很遠的地方，如：在巴黎街頭的長凳上、在阿爾及利亞刷鍋子、在法國普羅旺斯的鄉村田野。一八八一年，達達從法國位在蒙斯（Mons）的軍營逃走，一路走到柏林，後來又走到莫斯科，在此被逮捕，遭送出境到君士坦丁堡。一八八六年回到波爾多後，達達接受年輕神經精神學者（neuropsychiatirst）的醫治，一位名叫菲利浦・提榭（Philippe Tissié）的記錄指出了達達的歷險奇遇，並讓此一狂熱癖普及化了。接續的二十年間，許多人都被診斷出同樣的病症，有些病患還得尋求軍醫協助，免得因為逃兵而遭受死刑之罪。

一九○六年，精神學家皮耶・賈內陳述一位51歲的漫遊癖男性患者H，其強迫性行走事件之中，有一次是從巴黎走到里耳（Lille），計有一百四十英里（約二百二十五公里）。這位患者解釋道，有次遠征之前，「我感覺到內心隱藏著一股憂傷，一股無可救藥的索然無

味，一股未知的恐懼……每件事情都壓著我，讓我感到不安、洩氣，整個世界好像都沒了意義與價值，而我就在這其中，非常微不足道。後來，我覺得自己需要動一動，喚醒自己」。為了避免自己出門去走路，病患會從家裡面把門鎖起來，然後把鑰匙丟出窗外，但最後渴求感還是戰勝了。他表示，「我是在不自覺的情況之下，把門破壞掉，衝出去。我只曉得，醒來時人已經在街上了」。

賈內遇到一位承受過類似不安感的年輕女子，被關在精神病院裡的她，屢屢成功破門而出。「她一定要出去活動活動」，賈內寫道，「對她來說，每天外出走動是絕對必要的，無一例外，就是一定要上公路走個四十、五十公里」。直到大聲數出四十六根公路上的里程牌之後，這位女子才能放鬆下來；「有時會有一台馬車跟著她走，但她不會進去坐，當馬兒碎步小跑時，她就跑去馬的身邊。」賈內表示，這種「行走狂熱看似很奇特，但遠比我們猜想的還要普遍。巴黎有些人比較慘，因為無法到公路上，索性就在花園裡砌的水泥走道上，上去行走數個小時」。

有些人把行走衝動解讀為遠古衝動（ancient impulse）的再次興起，重返人類在農耕時期之前居無定所的狀態。女性漫遊者尤其感到困惱，因為會被當成是想逃離家務。一八四七年，夏綠蒂・勃朗特（Charlotte Brontë）的《簡愛》（Jane Eyre）作品講述道，「我無法控制！我先天就有這股不安的感覺，有時還會煽動我去弄痛自己。」

　　或許，只有在把家族與家庭生活理想化的社會裡，才會把想漫遊的衝動歸類為疾病。一次世界大戰期間，女人被叫去工廠工作，男人則是去為國打仗，此時漫遊癖的診斷病例就下降了許多。現代而言，我們又開始崇拜行走事蹟——二○二○年新冠疫情爆發危機，99 歲的湯姆‧摩爾上尉（Captain Tom Moore）就在 100 歲生日前夕，到自家花園繞行一百圈，為英國國家健保局募款籌得超過三千萬英鎊，此事蹟還會他贏得爵位。

參見：偏執狂

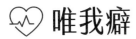 **唯我癖**

EGOMANIA

　　英格蘭評論家威廉‧西德尼‧沃克（William Sidney Walker）在一八二五年的一封信件裡，首次用到 egomania 這個字：在拉丁文和古希臘文裡，ego 都是指「我」。一八九五年，麥斯‧那魯道（Max Nordau）出版《退化》（Degeneration）作品之後，這個英文單字在不列顛成為常用的字。那魯道指責，自己那一輩的前衛派（avant-garde）藝術家與作家就像是唯我癖患者一樣，對自身的專注力已來到幻覺的程度。那魯道認為，一位唯我癖病患不會認為自己比其他人優秀，而是他這個人「完全沒有留

意這個世界，其他人根本就不存在……這個世界上只有他自己一個人，更甚者會認為自己就是整個世界」。

參見：書寫癖、誇大妄想狂

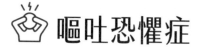

嘔吐恐懼症
EMETOPHOBIA

　　一種對嘔吐會有的持續性強烈恐懼，emetophobia 中的 emeo 源自希臘文的「嘔吐」用字。遭受此恐懼症所苦的患者，常會擔心嘔吐引發的失控感，以及對自己和他人造成的噁心感。病患會避開各種可能會讓自己發生嘔吐的情況；跟喝醉的人或是身體不適的小朋友在一起、參加派對、去醫院、懷孕、去國外、喝酒、服用藥物，或是搭乘船隻、飛機、火車、雲霄飛車。

　　此種病症也稱為嘔吐特定畏懼症（SPOV，Specific Phobia of Vomiting），女性比男性更常患病——比例幾乎是 5：1——但時常沒有被診斷出來，還會被認為是飲食障礙、強迫症，或是一般性健康焦慮的某些症狀。嘔吐恐懼症患者會因為擔心嘔吐而感到不適，且會拚了命不讓自己吐出來，因為害怕要是吐了，那麼會讓自己蒙羞、讓別人覺得噁心，也擔心別人露出厭惡的表情。強烈的嘔吐感來襲時，會讓人覺得好像身體要被翻倒底，要被清空、要

被暴露出來了。

　　有關此症的研究不多，二〇一八年一項綜合結論顯示，80％的嘔吐恐懼症患者表示嘔吐照片讓人反感，其中有31％的人會回想起過往的嘔吐經歷。問及他們畏懼的嘔吐特徵時，五分之四的人說是作嘔，超過一半的人表示害怕疾病與其他會傳染的東西，三分之一的人擔心心臟病發、恐慌發作、窒息、羞恥，超過三分之一的人害怕嘔吐的聲音、味道與視覺，還有十二分之一的人不喜歡嘔吐的味道。

　　比起其他人，嘔吐恐懼症患者對噁心的感覺比較敏感，以致於對腸胃變化有著高度警覺，也容易錯誤解讀身體感知，誤認為是遇到危險的跡象。許多病患每天都覺得很噁心，所以會避免外食（特別是吃到飽和沙拉吧），對特定食物也很小心謹慎（像是帶殼類海鮮、雞蛋、外國食物）。為了不讓自己嘔吐，病患會一再檢查食物的保存期限，重複多次清洗食物，嚴格遵守飲食方式。

　　二〇一三年，英國有項調查，詢問患有此病症的人，有關特定的嘔吐記憶。有幾位會回想起旁人的負面反應，有生氣、嘲笑、厭惡：「我父親非常生氣，大聲吼罵」、「我姐姐和其他小朋友都在笑我」、「家人的反應非常恐怖」。有些人會把嘔吐和其他不開心的經歷串連在一起：「聽到我那十多歲的哥哥罹患癌症時，我非常傷心」、「我奶奶帶我到父親的商店，店裡的玻璃碎了一地，那是昨晚汽油彈攻擊沒有發揮百分之百威力的結果」。多數人也會

有看見其他人嘔吐的記憶；87％的嘔吐恐懼症患者會想起看到別人在吐，至於控制組卻只有 23％。不過，這些記憶內容到底是恐懼的起因還是結果，這就不是很清楚了。

嘔吐恐懼症不容易醫治，漸進式觀看害怕的照片、接觸畏懼的情境，可以有所效果，但二〇〇一年一項調查發現，僅有 6％的嘔吐恐懼症患者願意參與這種過程。二〇一二年，來自阿姆斯特丹大學的阿德‧永（Ad de Jongh）記錄了一位嘔吐恐懼症女病患黛比（Debbie），醫治過程中有四堂眼動減敏與歷程更新療法（EMDR，Eye Movement Desensitisation and Reprocessing），這是從一九八七年起用來治療創傷後壓力症候群（post-traumatic stress disorder）的方法。在這個介入治療裡，鼓勵病患喚起不堪的回憶的同時，還要專注在外部的雙側聲響或視覺景象，譬如：治療師的手指頭前後擺動。這套理念是讓患者專注在分心的刺激之上，同時加重其認知負擔，在病患回想到的擾人記憶時，就能降低其寫實性與情緒影響。記憶被重新鞏固之後，其作用力就會減弱，甚至還可能會被改變。

黛比是位 46 歲的荷蘭上班族，從有記憶以來，就一直為嘔吐恐懼症所苦。因為害怕嘔吐，所以會避免前往醫院，也不看電視、不去旅遊等活動。阿德‧永寫道，「她的世界縮得非常小」。

當阿德‧永與黛比談起有關嘔吐的早年記憶時，她回

想起以前在幼稚園裡，一次有個男孩吐了一桌。阿德‧永要黛比回想這起事件，同時操作 EMDR 療法。戴上耳機後，黛比專心聽嗒嗒聲響在左右耳機裡交替出現，同時闡述幼稚園教室裡那恐怖混亂的桌面。「黛比內心立刻湧出一股思緒的急流」，阿德‧永寫道，「她突然大哭，因為發現自己竟然錯過那麼多樂趣，只因為她小時候感到非常害怕」。

接下來，另一串嗒嗒聲響期間，黛比表示，有大量嘔吐物的桌面記憶開始起了變化，「從非常細節小物，拉成較寬廣的畫面」。又再來一串嗒嗒聲響之後，黛比似乎比較冷靜了，指出：「我心眼裡那個長久以來的畫面似乎消失不見了。」接著，她又回想起當時教室裡的其他地方，感覺像是鏡頭從痛苦的場景逐步往後拉遠：有一組她很喜歡，用膠水黏起來的玩具罐，還有老師甜美的笑容。後來，黛比想起其他記憶，那一晚她負責照顧弟弟，但弟弟卻在廚房裡吐了一地，爸爸回到家後，把廚房清一清就離開了，頓時黛比感到很孤單，說道：「根本就沒有人看到我的恐懼！沒有聽到，也沒有看到！我毫無存在感！」

後續的三堂療程裡，黛比回想起其他有關嘔吐的擾人經歷，每一道回憶看來都因為 EMDR 療法而逐漸轉弱。最後一次療程時，黛比告訴阿德‧永，自己的恐懼症漸漸消失了：她發現自己可以忍受老公乾嘔的聲音，也想趕緊去參加巴士旅行，這對她來說是嶄新的嘗試，因為在此之前她可是充滿畏懼感。而且，黛比還表示，在工作上她也

敢站出來捍衛自己了。把害怕的回憶講述出來之後，似乎提振了黛比的自信心，而療程也在此靠一段落。

過了三年，阿德・永寄了封電子郵件給黛比，詢問她的近況。黛比回信表示：「看到有人吐的時候，我還是無法全然接受，但已不會出現激烈的恐慌反應了。」黛比告訴阿德・永，她換了份工作，現在是一位禮儀師，常被找去清理屍體。黛比說：「不是每具屍體都很整潔，更常發生的情況是屍體嘴巴裡有東西會跑出來。」雖然黛比不會用「嘔吐」這個字眼，但顯然已經能夠從容面對從屍體雙唇間流出來的東西了。「我真的很訝異我能夠從事這份工作！」想當然爾，黛比對自己的進度程度感到非常滿意。

參見：飛行恐懼症、特定場所畏懼症、被污恐懼症、懼臭症、窒息恐懼症、分娩恐懼症

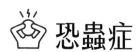

恐蟲症
ENTOMOPHOBIA

薩爾瓦多・達利就有很嚴重的恐蟲症問題，認為昆蟲遠比死亡還要可怕。Entomophobia 衍生自希臘文 entoma，意指昆蟲。一九四二年，達利說道：「假如我人在峭壁邊，然後有一隻大蚱蜢跳到我的身上，我寧可從懸涯邊跳下去，也不要忍受這可怕的『東西』！」二〇〇八

年，電影明星史嘉蕾・喬韓森（Scarlett Johansson）告訴記者，小時候有隻蟑螂從她臉上爬過之後，她就非常害怕蟑螂。達利也是如此，小時候也有過恐怖的經歷；他回憶起當時自己還是個男孩，有位表姊妹抓了一隻蚱蜢，放在他的衣領下壓扁：「這隻蚱蜢的內臟，和一大堆噁心的黏液都跑了出來！但這隻蚱蜢還剩下半條命，就在我的衣領和身體中間掙扎，那尖刺的腳還緊抓著我的脖子！」

英格蘭醫師米萊斯・卡爾賓（Millais Culpin）認為，對昆蟲反感可謂是種制約的恐懼，乃是逐漸被不好的經歷所灌輸下來的結果。一九二二年，卡爾賓在醫學期刊《刺胳針》的發表，記錄了一位獲頒傑出表現勳章（Distinguished Conduct Medal）榮民的問診內容，因為這位榮民在一戰期間出現了恐懼飛蠅和蜜蜂的症狀。這位退役的軍人抵達診間時，卡爾賓表示：「我故意把窗戶關起來，困住一隻落單的蜜蜂。這隻昆蟲振翅拍打窗戶玻璃的時候，這位有著足以獲得傑出表現勳章勇氣的病患，卻在此時捲縮在椅子上害怕得冒著汗，這狀態真的讓人於心不忍！當我把窗戶打開，再三解釋我真的不知道他的恐懼症這麼嚴重之後，這位榮民才恢復正常。」卡爾賓認為病患對蜜蜂的恐懼，可歸因於他壓抑的記憶，也就是在西方戰線時，德國戰機的轟隆轟隆聲響。

恐蟲症也可用演化的角度來解釋：蛆會讓人聯想到會帶來疾病的腐爛、蟑螂和壁蝨（又稱臭蟲），蛞蝓和蠕蟲則會聯想到黏糊糊無益處的東西，如：痰、排泄物。為了

避免給感染、毒害，或是一起腐爛掉，我們會遠離這些生物。正當我們閃避這些生物的當下，通常會抬額、皺鼻、揪起上唇、伸出舌頭，這是典型的噁心反應，算是行為免疫系統（behavioural immune system）的一種作用，幫助我們阻止病原體進到體內。當中特別容易覺得噁心的，甚至連跟健康威脅沒有明顯關聯性的昆蟲，像是金龜子、蟋蟀等，我們也會因為擔心牠們會大量出沒而感到焦慮。

匈牙利哲學家奧烏雷・柯奈（Aurel Kolnai）認為，恐蟲症的根源，有部分是因為過往經歷產生了恐懼。柯奈在一九二九年於《厭惡感》（On Disgust）一書裡寫道，成群的昆蟲散發出「坐立不安、動來動去、緊張、顫動的動力」，牠們「隨意盲從地突然出現」，又「沒完沒了地盲目湧現與繁衍」。對於昆蟲無謂的繁殖力，我們感到厭惡，柯奈說道：他們好像「既像懷孕，又像已死亡」，重生與衰敗同時在跳動。我們害怕昆蟲，不只會入侵我們的身體，還會越過我們與大自然的象徵邊界（symbolic boundary），在在提醒我們所擁有的很有限。二〇〇六年，環境相關學者環米克・史密斯和喬伊斯・戴維森（Joyce Davidson）也提出類似的觀點，認為我們之所以會感覺被昆蟲威脅，「不是因為昆蟲會對我們的身體造成傷害（進化自然主義 evolutionary naturalism），也不是因為昆蟲與人類排泄物的污染影響有關（精神分析自然主義 psychoanalytic naturalism），而是昆蟲代表著大自然本身破壞了最根本的象徵秩序（symbolic order），而現代社

會與自我認同乃是架構在這象徵秩序上。」

　　史密斯和戴維森認為，一個社會對恐懼對象的選擇，說明了社會集體的需求與可怕經歷。或許我們會懼怕具有威脅性的生物，也就是會威脅到我們認為可以駕馭、交易大自然的假設，並指出：「現代社會與自我認同與大自然的關係認為，大自然可以被壓制、被超越，但是大自然卻以無數不受控的方式回頭威脅我們，而這些恐懼症或許具體說明了現代文化邏輯出現的嚴重問題。」此項分析之中，恐蟲症展現出來的是，我們對於對待大自然世界的方式感到很不安。

　　許多位評論家指出，我們就是會默默的被反抗我們的生物所吸引。柯奈表示，我們對一項噁心的事物反感，此乃架構在「與該物品結合的一道渴望陰影」上。卡爾賓觀察發現，「害怕與渴求、恐懼與癡迷，皆是銅板的正反兩面」。昆蟲學家傑弗瑞・艾倫・洛克伍德（Jeffrey A. Lockwood）注意到一件事情，恐懼所引發的生理反應——喘氣、脈搏加速跳動——可能與性慾激發的反應類似，其實有些人還會在前戲拿出螞蟻、蜘蛛來助興。

　　一九九七年，威廉・伊恩・米勒（William Ian Miller）在《剖析厭惡感》（The Anatomy of Disgust）裡說道，厭惡感提供了線索探知我們的「潛意識渴望，難開口承認的著迷行為，隱藏深處的好奇心」。另指出，厭惡感與我們的感知緊密連結：「攸關觸摸、視覺、口味、臭覺，甚至

有時也與聽覺有關」。蟑螂沙沙的作響、嘶嘶的聲音，蛞蝓的唧唧作聲，螞蟻腳細細軟軟引發的癢感，還有飛蛾翅膀上的粉末，這些全會激發出厭惡感。

二〇〇二年，美國司法部授權中情局（CIA），拿出昆蟲來審問阿布・祖貝達（Abu Zubaydah），因為沙烏地阿拉伯出生的祖貝達是位患有恐蟲症的巴勒斯坦囚犯，而他又拒絕回答自己與蓋達組織（Al-Qaeda）有何關連的提問。中情局在泰國、波蘭、立陶宛各地的祕密基地裡，對祖貝達展開「強化審問技法」，包含水刑、睡眠剝奪、鞭打、巨大噪音、極端溫度、與昆蟲親密接觸。中情局把祖貝達關在一個狹長如棺材的「禁閉箱」裡，放入一隻毛毛蟲，接著又放進一大群蟑螂，希望這些生物會讓祖貝達感到絕望，然後把祕密全都說出來。有關這類的審問技法是否有用，正反兩面的說法都有，但中情局已在二〇〇五年摧毀相關錄影帶。雖然祖貝達沒有正式被判罪，但已於二〇〇六年被轉送到關達那摩灣（Guantanamo Bay，古巴一處美軍監獄內的拘留所），過了十六年都還被關在此地。

參見：懼高症、蜘蛛恐懼症、密集恐懼症、動物恐懼症

工作恐懼症

ERGOPHOBIA

　　意指畏懼工作（英文源自希臘文 ergon），這是英國史塔福德郡（Staffordshire）一位名為威廉·唐內特·史班頓（William Dunnett Spanton）的醫師所診斷出來的病症，刊於一九〇五年的《英國醫學期刊》。史班頓認為這個病症之所以快速傳播，可歸咎於一八九七年的勞動者職業災害補償法（Workmen's Compensation Act），因為該法案要求雇主得支薪給因公受傷在家休養的員工。史班頓寫道，工作恐懼症患者就像是個什麼都不愛，只愛抽菸、看足球賽、通宵熬夜的朋友，他們會因為指頭壓傷這種小傷，就連著幾週都不去工作。報刊媒體很清楚史班頓在說些什麼；美國《巴爾的摩太陽報》（Baltimore Sun）指出，工作恐懼症是「偷懶的新名字」，而倫敦《旁觀者雜誌》（The Bystander）六月的時候，則是刊出了一首詩：

> 早上你覺得有點累，
> 你不情願爬起床來，
> 敲門聲讓你感覺煩，
> 就因為無法睜開眼……
> 你覺得你沒有用處，
> 只能這樣一直躺著。

若有以上症狀你生病了，
你就是工作恐懼症患者。

參見：贈與癖、鐵軌恐懼症

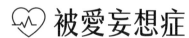 被愛妄想症

EROTOMANIA

原本是用來表達單相思的心煩意亂與渴望（英文源自希臘文 eros，意指激情的愛），到了十八世紀時卻被用來表達過度的性渴望，現今則是形容某人被另一人暗戀的幻想，也稱作為克雷宏波症候群（de Clérambault's Syndrome）。一九二一年，法國精神學家蓋廷．克雷宏波（Gatian de Clérambault）概略描述了李安娜 B（Léa-Anna B）這個案例，這位 53 歲巴黎女銷售員深信國王喬治五世（George V）愛上自己。李安娜多次前往倫敦，每回都在白金漢宮的大門外站著等上數個小時，就等著國王藉由抖動皇家窗簾給她捎來暗語。

克雷宏波的解釋指出，一開始的濃厚愛戀常會伴隨幾個沮喪與不滿的時期，而該症候群的三階段就是希望、焦慮、怨恨。這個病症比較容易出現在女性身上，但男性病患較有可能在最後會對想像中的戀人，或是看來是在阻擋

他們愛情的對象，施以暴力行為。因此，被愛妄想症的男病患也比較容易被精神學家、警察給注意到，相關故事也較常得到記錄。

一八三八年，傑昂・艾堤安・艾斯基羅描述了一位患上「想像疾病」的男性病患，36歲、小個子、黑髮，這位來自法國南部的文職人員，某次拜訪巴黎時，瘋狂愛上一位女演員。不管天氣好壞，他都會在女演員的家外頭守著，也常到劇院門口逗留，女演員上馬車了，他也會跟著，某次為了瞄一眼女演員，還爬上雙輪的雙座馬車車頂。這位女演員的丈夫和友人費盡了各種方法勸退；艾斯基羅寫道，他們「痛罵這個討人厭的傢伙……驅趕、粗暴對待」。可是，這位仁兄還是很堅持，深深相信女演員是遭到阻攔，所以無法表達內心對他的真實感受。艾斯基羅指出：「每當他心愛的對象有演出，他就會到劇院來，坐在舞台正對面的第四層座位區。只要女演員一出現在台上，他就會拿出白手帕揮舞，為的就是吸引女演員的注意。」這位仁兄宣稱，當女演員回看他時，總是會脹紅著臉、眼神閃耀不已。

就在與女演員丈夫有過一次爭吵後，這位男病患便被送進了精神病院，艾斯基羅也就是在這間病院裡和他進行訪談。由於發現病患對許多東西都能保持理性，因此艾斯基羅試著跟他理性論述跟女演員之間的事，問道：「你為何相信她是愛你的呢？你們沒有什麼交集，尤其跟女演員

更是沒有往來。而且，你長得也不帥，沒有地位，也沒有錢。」

這位病患回道：「這些都不假，但愛情不需要理性！我看過太多人質疑我有被她愛了！」

一八五〇年代，倫敦新成立的英格蘭離婚法庭上，出現一位聲稱患有被愛妄想症的女性。一八五八年的夏天，富有的工程師亨利‧羅賓森（Henry Robinson）向法院訴請與妻子伊莎貝拉（Isabella）離婚，並提交妻子的日記做為出軌的證據，外遇對象是知名的醫師愛德華‧連恩（Edward Lane）。羅賓森太太的律師答辯指出，羅賓森太太患有被愛妄想症：日記本裡的內容都是幻想出來的，全是想像跟連恩醫師墜入愛河的記事。伊莎貝拉成功打贏了官司，但從她私底下的通信記錄看來，她之所以這麼做，只是為了保全這位年輕醫師的名聲；為了讓愛人不受到傷害，所以只好假裝自己有被愛妄想症的毛病。

有些被愛妄想症的案例中，痴戀對象會有許多位。二〇二〇年，葡萄牙精神科醫師團隊概略記錄了 X 先生的例子，一位 51 歲的失業男性，與喪偶的母親住在葡萄牙南部的小村莊。X 先生在當地一間咖啡店工作，他堅信一位已婚常客 A 太太愛上他了，並表示：她會給我傳遞訊號，渴望地看著我！X 先生開始尾隨 A 太太，給對方造成極大的困擾，最後 A 太太就出手攻擊了 X 先生。對此，他相信同樣愛上他的咖啡店老闆 B 太太，因為嫉妒，所以跑去跟 A 太太講他的壞話。X 先生對 A 太太感到生氣，

因為她相信了流言，而且不能勇敢離開現有的婚姻。

　　不久，X 先生的母親生病，住進了照護中心，此時 X 先生又認為另一位咖啡店常客 C 太太愛上他。X 先生提出約會邀請被拒，但給自己的理由是：因為她已婚，所以羞於承認對他的愛意。於是 X 先生開始跟蹤 C 太太，有天還指責對方對自己施咒，害得他不能睡覺，性器官還萎縮，他拿刀頂著 C 太太，強迫她撤回施過的咒語。C 太太舉報這起意外事件，X 先生再次被送進精神病院所，並開始服用抗精神病用藥。之後，X 先生的迫害妄想減緩，但仍堅信這三個女人都愛著他，更宣告自己的最愛還是 A 太太。

　　被愛妄想症病患身處的地方，乃是他們自己巧妙構思出來裡的世界。一九九七年，伊恩‧麥克尤恩（Ian McEwan）的小說《愛無可忍》（Enduring Love）裡，有位反英雄的被愛妄想症男性患者，他深信另一個男人偷偷愛慕著自己。每當他看向某個地方，總是看得到被隱藏起來的傾慕訊息。「他的世界是內心架構的」，麥克尤恩寫道，「動力全來自他個人的需求……用自己的感受來解讀這個世界，而且這個世界每次都會確認他的感受。」

參見：唯我癖、誇大妄想狂、偏執狂、女子淫狂

赧顏恐懼症

ERYTHROPHOBIA

於十九世紀晚期命名，用來描述無法容忍紅色的事物到一個病態的程度（希臘文 erythros 係指紅色）。醫師發現，對這個顏色反感的多位病患，都曾開過刀移除白內障。不過到了二十世紀初期，這個單字又被用來形容病態性恐懼臉紅，也就是懼怕臉部漲紅這件事情。

赧顏恐懼症可說是一種自我應驗的症候群，導致生理出現病患害怕的改變。感覺就快要臉紅的結果，就是臉真的漲紅了。隨著肌膚變熱，害羞的感覺加劇，發熱的感覺越來越明顯，接著熱感就會擴散開來，狀況可能會讓人的身心感到嚴重衰弱。一八四六年，德國醫師約翰·路德維希·卡斯柏（Johann Ludwig Casper）記述到一位年輕病患，從 21 歲開始就飽受害怕臉紅之苦，為此連最要好的朋友都閃躲避開，同年他就選擇了輕生。

無論是成為被讚美、嘲笑或斥責的對象，人們會因為自己成為焦點而臉紅。當旁人指出自己臉紅了，那麼就會感覺到皮膚漲紅得更厲害。發紅部位的蔓延擴及靜脈接近肌膚表層的區域，如：雙頰、額頭、雙耳、脖子、上胸。肌膚較白的人，漲紅狀況很容易被發現，因此也較容易發展成恐懼症。

一八七二年，達爾文寫道，臉紅是「各種表情之中，

最為獨特，也最具人類代表性的一種」，誘發原因有「害羞、恥辱、謙虛，但在各種成因之中，最主要的還是自我注意力（self-attention）……這不是反思自己外表的簡單行為，而是想著旁人對自己的看法才激發出臉紅」。小說裡，肌膚漲紅揭露出來的是角色隱藏內心的感受。文學小品作家馬克‧阿克索羅德（Mark Axelrod）從列夫‧托爾斯泰（Leo Tolstoy）一八七八年的小說《安娜‧卡列尼娜》（Anna Karenina）裡頭，統計出六十六次的臉紅。安娜每次臉紅都是因為聽到心上人伏倫斯基（Vronsky）的名字，且和好友吉蒂（Kitty）交談時，兩人也會臉紅，好像是要釋放出順從、羞澀、謙虛、愉快的火焰一般。至於富有的地主（Konstantin Levin）的臉紅，正是聽到有人誇獎他新做的華麗西裝，「不是成人那種自己都很難發現的臉紅，而是男孩漲紅臉後還發現自己害羞很可笑的那一種，接著又會因為感到不好意思而漲紅得更厲害，眼淚幾乎要掉下來了」。之所以會臉紅，正是因為發現自己臉紅了。

「害怕臉紅」，精神學家皮耶‧賈內於一九二一年說道，「就像擔心展露自己畸形的身體，或是可恥可笑的一面，這是多樣病態性羞愧的一種，害怕必須把自己呈現出來，得跟其他人講話，得把自己交給大眾論斷」。但有時我們獨處時也會臉紅，或是與人談話過程裡，突然出現私密想法時也會臉紅，如：提到我們暗戀對象的名字時。這裡的臉紅也可表示是一種害怕暴露的感受，但若依據

佛洛伊德學派的看法，那是渴望暴露的感覺。一九四四年，來自奧地利的美國精神學家愛德蒙·柏格勒（Edmund Bergler）寫道：「赧顏恐懼症患者因為臉紅，讓自己變得更加顯眼。」柏格勒認為，由於得到注意的心願遭強烈壓抑，所以便出現了臉脹紅的潛意識暴露症（unconscious exhibitionism）。

至於臉紅的演化意義，生物學家感到困惑不已。有些生物學家推測，臉紅是種無法假裝出來的非自願性反應，具有社交目的：臉紅的作用就是預防被騙、建立起信任感，可讓某人展現具備會感到丟臉的能力，並期望能獲得團體的認同。一九一四年，格蘭維爾·史坦利·霍爾提出論證表示，臉紅乃是源自於恐懼；「最為常見的成因似乎就是他人對我們的觀點突然出現變化，至於是否真有變化也無所謂了；獲得坦率地讚美，或是我們想隱藏起來的東西或想法遭暴露出來，洩漏出來後可能會引來斥責或批評。」霍爾觀察發現，女人遠比男人較容易臉紅，光是男性的注目，女人就會掀起「臉紅風暴」；「對各個年齡層的女性來說，被男性注視就是準備要被侵犯的開端。就算是讚美的臉紅也是如此，因為在以前被欣賞的感覺會牽引來更大的危機。」

許多赧顏恐懼症病患也有社交恐懼；可能是因為病態性害羞而臉紅，也可能是因為會臉紅所以懼怕社交。智利精神學家恩里克·哈奎夕克（Enrique Jadresic）非常確認自己的臉紅是生理造成的，認為長期臉紅的人，他們的交

感神經系統過度活躍，導致臉部、胸前很容易漲紅。哈奎夕克身為大學教授，每次偶遇同事或學生，都會因為自己容易臉紅而尷尬不已。系上有位女同事還開玩笑說：「老師，你又爬上櫻桃樹了！」（go up the cherry tree，意指臉頰跟櫻桃一樣紅通通，害羞的意思）

哈奎夕克為此感到很疲憊，每次遇到自己可能會臉紅的時候，都得極力遮掩才行。嘗試過多種治療方法，其中包含精神療法（psychotherapy）和藥物治療，隨後哈奎夕克決定要切除引發臉紅和排汗的神經，這是一條從肚臍延伸到脖子的神經，從腋下進去就可以取得。許多不得不接受這種手術的人，術後都蒙受胸口和上背疼痛，身體其他部位還會出現代償性排汗。即便深受這些副作用之苦，但哈奎夕克還是很開心終於不會再有臉紅的煩擾了。

二〇〇一年，《變態心理學期刊》（Journal of Abnormal Psychology）有篇文章做了實驗指出，比起其他人，或許害怕臉紅的人其實也沒有比較容易會臉紅。研究員找來十五位會擔心臉紅的社恐人士，以及十五位沒有社交恐懼症的人；而患有報顏恐懼症的人士中，有位律師還因為在法庭上嚴重臉紅，便辭退工作。研究人員要求參與者觀看一段很不好意思的影片（就是自己哼唱兒歌的片段），再去和陌生人談話五分鐘，還要發表一段簡短的演說。從事這些活動期間，有台紅外線探測器會量測參與者的臉紅強度，並用心電圖記錄大家的心跳。

研究人員意外發現，赧顏恐懼症患者臉紅的情況，沒有比其他社恐人士、無社恐人士來得嚴重。舉例來說，與陌生人談話的活動裡，無社恐參與者臉紅的程度就跟其他人一樣，只不過沒有表示出來：因為這些人沒有發現自己的臉紅了。不過，在每一項活動裡，赧顏恐懼症患者的心跳的確比其他人都快。研究人員好奇，社恐人士會注意到自己的心跳加快，所以可能演變成很快就會明顯發現自己身體的變化，特別是臉紅或是流汗，還認為旁人也會關注到自己的這些變化。由於擔心其他人會發現自己的焦慮，所以心跳加快、臉部也迅速漲熱。

參見：特定場所畏懼症、被笑恐懼症、公開發言恐懼症、公廁小便
　　　恐懼症、社交恐懼症

藻類恐懼症

FYKIAPHOBIA

一九七〇年，美國精神學家查爾斯・沙諾夫（Charles A. Sarnoff）記錄了一位名叫珍（Jan）的 2 歲女幼童病患，為她治療海草恐懼症，有時也稱為藻類恐懼症（英文源自希臘文 phykos）。

珍出現這個病症前沒多久，與母親分離時，便已會有悲傷情緒：半夜會哭醒，只有保母陪伴時會驚慌害怕。有

天下午，一家人聚在奶奶家的海邊住處，珍非常不喜歡海灘上「綠綠的東西」，所以要爸爸抱著她。隔天，來到水邊，她又被水藻嚇到之後，轉向媽媽、指著那纏繞的滑滑捲鬚問道：「那是什麼？」母親拿起一塊水藻，回道：「只是海草，就跟菠菜、萵苣、青草一樣的東西。」

這小女孩驚恐地往後退，拜託大人把她帶離海灘。同一天，珍後來在奶奶家花園裡的小水池玩耍，當他看見水裡的草時，無助地大聲尖叫。這天晚上，珍的父母外出用餐，但她醒來好多次，哭得歇斯底里、雙腳還猛踹。奶奶嘗試安撫珍的時候，珍哭喊說她是想要讓雙腳離開水面，遠離那綠綠的東西。隔天，珍的父母帶她來看沙諾夫。

「我很怕海草。」珍一邊啜泣，一邊顫抖地跟沙諾夫講話。

「你害怕海草對你做什麼呢？是害怕海草會傷害你？」沙諾夫詢問。

「不是，我害怕海草會傷害媽媽。」珍回道。

沙諾夫了解了，海草不會真的攻擊珍的媽媽，但珍的想像是自己會攻擊媽媽，所以才問珍她是不是就是海草。

「是的。」珍回答。

「你是不是在生媽媽的氣？」

「對，她不在的時候。」

　　沙諾夫對這孩子保障，這種感覺很正常，若她可以跟媽媽說自己的感覺的話，媽媽也不會生氣的。此外，沙諾夫也鼓勵孩子的母親，多跟珍聊聊她心裡的擔憂。過沒多久，珍的父母告訴沙諾夫，這小女孩已經不再害怕海草了。

　　孩童時期很容易出現恐懼症，但通常都很短暫。珍對海草的懼怕，可能也不會一直長久持續下去。透過為期兩天的藻類恐懼症症狀，沙諾夫找到讓珍煩惱的原因，並反思象徵物與恐懼在孩童發展期當中扮演的角色。

　　沙諾夫認為，珍把對媽媽的不滿投射到海草上。患上恐懼症不一定代表患者的焦慮變嚴重，倒是在說明、顯示珍已經成長到一定的階段，能夠以象徵方式來表達自己的不悅。珍學會了把自己的氣憤，放置到外部物品之上，用來取代自己生理上的氣憤。沙諾夫觀察發現，這種能力是人類天生發展出來的：「象徵物是文化與文明的根基，同時也是神經質症狀。」

　　沙諾夫談到，瑞士有位心理學家傑昂・皮亞傑（Jean Piaget）認為孩子約在十五個月大時，就具備了解象徵性遊戲（symbolic play）的能力：差不多這麼大的時候，嬰幼兒可能會把某個物品當作是某人或某物。舉例來說，處罰不乖的玩偶。皮亞傑也發現，介於 2 至 4 歲的小孩會發展出次級象徵化（secondary symbolisation）的能力，此時潛意識會把威脅的想法與感受，改放到外部物品上，而

與原本焦慮來源的連結就被抑制。這壓抑的情況在小孩身上很短淺，說明了為何珍能很快就了解、接受沙諾夫對她恐懼的解釋，但若想套出成人恐懼的緣由，那就會難上許多。

一九七二年，跟沙諾夫同為分析師的奧托・雷尼克（Otto Renik）卻不贊同對珍的藻類恐懼症病症解讀，指出是珍在閃躲海草，好像海草會對她造成危險，而不是對她媽媽有威脅。珍不只是與海草產生鏈結，也不只是把氣憤感歸咎給海草，她還讓自己遠離海草，為的就是要擺脫不好的感受。這說明了，讓人恐懼的物品會有兩個極端的衝動：建立與排拒關係、主張與拒絕、具體化禁忌感和害怕有禁忌感而受處罰。不過，雷尼克還是讚許沙諾夫把事情簡單化：有時在解決病患的問題時，不精確、不完整的解讀特別有用。

參見：人偶恐懼症、海洋恐懼症

被笑恐懼症

GELOTOPHOBIA

被笑恐懼症——懼怕被笑，英文源自希臘文 gelōs，意思是笑聲——是一種多疑，得小心應對的社交恐懼症。一九九五年，由德國心理治療師米歇爾・堤澤（Michael

Titze）首度診斷出來的臨床症狀。堤澤發現，有幾位病患遭受到老是感覺被嘲笑的苦難，病患誤把鼓勵性微笑，當作是鄙視嘲笑，把充滿情感的玩笑，當作是攻擊性挖苦。堤澤表示，當他們聽見笑聲的時候，臉部肌肉會凝結，變成「人面獅身像的那種石化面容」。有些人會因為嘲笑而全身僵硬，走起路來生硬不說，還忽動忽停，就像木偶一樣，堤澤形容這是「小木偶病症」（Pinocchio complex）。堤澤發現，患有被笑恐懼症的人時常表示自己遭霸凌，但不清楚到底是霸凌引發了被笑恐懼症，還是被笑恐懼症類型的人，把玩笑話都當作是霸凌。

堤澤的照護中心裡，有位患有被笑恐懼症的女病患，其病症可一路可追溯到學生時代。病患的母親是東歐難民，非常喜歡用大蒜煮菜，還是小女孩的她發現自己身上會散發出大蒜味。在學校常被同學譏諷，有位同學還叫他「跟大蒜很像的小姐」，其他小朋友也會一起加入嘲笑行列。堤澤的這位女病患表示：「他們一看到我就會很壞的竊笑，常發出『喔……』的叫聲。」不只是在學校，連在街上，同學也會誇張地避開她。「有些人會用帽子或是書包，把臉遮起來。」病患繼續說道，「只要跟我面對面的人，臉上有笑容，我就會開始緊張不知所措。」她也形容自己身體的反應是「因為羞恥感，越來越僵硬。」

自此以後，研究人員開始對日益常見的被笑恐懼症展開調查，不單單看人格特質，也認為是一種病症。蘇黎世大學威利貝爾德‧魯赫（Willibald Ruch）的論證指出，

被笑恐懼症發生率最高的地方是「階層嚴謹的社會，其主要的社會控制手段就是羞恥感。」有份調查發現，80%的泰國參與者表示，若旁人因自己的出現而發笑，那麼自己就會開始猜疑，但芬蘭的參與者只有低於10%的人會這樣想。另一項調查發現，比起印度學生，中國學生顯然比較害怕被笑。二〇〇九年，巴賽隆納舉辦幽默玩笑國際論壇（International Symposium on Humor and Laughter），魯赫在場主張，被笑恐懼症在英國人身上最常見，這位瑞士心理學家說了：「歐洲之中，英國是第一名，絕對是第一名！」

參見：赧顏恐懼症、公開發言恐懼症、公廁小便恐懼症、社交恐懼症

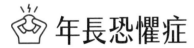

年長恐懼症

GERASCOPHOBIA

年長恐懼症 —— 英文源自希臘字 gerasko，意指變老——有時會用來描述對年紀變長的恐懼，有時則會用來指稱對長大的恐懼。二〇一四年，三位墨西哥心理學家記下他們為一位 14 歲男孩治療該病症的過程。男孩剛滿 12 歲的時候，開始擔憂自己身體出現的變化，為此他故意少吃，駝背裝小個子，用高音小聲的方式說話，還上網查詢可能可以扭轉青春期的手術細節。

男孩的父母帶他來到位在墨西哥北部蒙特雷（Monterrey）的院所，並在此接受心理學家的診療。男孩同意自己懼怕長大這點是過了頭，但也表示成人要承受的重擔，在他看來非常恐怖；他無法面對自己得找一位伴侶、照顧一個家、維持一份工作等想法。也表示，長大只會讓自己離疾病和死亡越來越近，但卻又告訴心理學家，他非常羨慕美國的一切，非常渴望可以長得像好萊塢明星一樣。

　　這三位心理學家注意到，男孩的母親傾向把兒子當作小孩子對待（給他唱搖籃曲、幫他梳頭髮），但男孩的父親卻對兒子很嚴厲（為矯正兒子駝背，拿來姿勢矯正帶把兒子綁上，並用雙手用力擠壓兒子的脊椎）。他們的建議是讓男孩服用抗憂鬱劑，以及每週兩、三次的心理治療課程，同時要父母參加為期三個月的家庭治療（family therapy）課程。

　　經過了一年，三位心理學家詢問男孩對長大感到反感的情況，然後了解到男孩 5 歲時曾治療過分離焦慮，11 歲時曾在學校遭霸凌。更重要的是，他們發現男孩 6 歲時，曾多次遭 16 歲鄰居給性侵。心理學家告訴男孩，受虐的經歷慢慢讓他對性成熟起了畏懼的感覺。在心理學家的幫助下，男孩找到誘發反感的原因，也開始比較願意挺胸了，說話和飲食也逐漸正常，對於自己即將變成男人也不再那麼焦慮。

　　詹姆斯‧馬修‧巴利（J. M. Barrie）筆下，也有一位害怕長大的孩子，那就是一九〇四年的作品《彼得潘》，又稱「不會長大的男孩」（The Boy Who Wouldn't Grow up）。故事裡頭，彼得潘催促溫蒂快跟他一起去夢幻島；彼得潘哄著她說：「快跟我來！去一個妳絕對、絕對不用擔心大人世界的地方！」一八九一年，奧斯卡‧王爾德（Oscar Wilde）的小說作品《格雷的畫像》（The Picture of Dorian Gray）裡，年輕男子格雷很羨慕油畫裡的自己永遠都不會老，悲傷地說：「我會變老、變恐怖、變很糟，但這幅畫卻永遠都會是年輕的，永遠不會變得比六月特定的某一天老……多希望狀況反過來！如果我是永保年輕的那一個，然後變老的是這一副畫。我願意為此、為此付出一切！」格雷懼怕變老這件事情，不單單是害怕身體變衰弱，同時也畏懼倫理道德上的責任。有一段時間，格雷順利和油畫調換了命運，所以儘管他縱情於酒色和不好的事，但他的肌膚依舊很緊繃，嘴唇仍然很柔軟，雙眼也還是很明亮，但油畫裡的臉卻是下垂、枯萎、不屑的狀態。

參見：戀髮癖

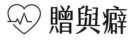 贈與癖

GIFTOMANIA

　　一八九七年一月，倫敦有位名叫伊麗絲‧布朗（Elise Brown）女裝裁縫師，對弗雷德里克‧海特林（Frederick Hetling）神父提出控告，直指對方應該要歸還一英鎊，但當初這筆錢是她自己放到阿帕尼街（Albany Street）基督教會奉獻盤上的，這間教會就在攝政公園（Regent's Park）附近。布朗告訴布隆伯利郡法院（Bloomsbury County Court），自己原本沒有打算要奉獻這麼多，只能猜想是自己一時瘋癲發作，所以才會失去理智。布朗還表示，最近另一個法庭上，有位有錢的美國旅客聲稱，之所以會在商店裡偷竊，那是因為患有偷竊癖（kleptomania）的症狀。

　　「我的疾病剛好相反」，布朗說道，「我是有贈與癖」。

　　法官立刻反問道：「那是什麼病？」

　　布朗再次說道：「贈與癖。」

　　「喔……荒謬！」貝肯法官（Judge Bacon）說完，便駁回此案。

參見：偷竊癖

氣球爆破恐懼症

GLOBOPHOBIA

　　氣球爆破恐懼症（源自拉丁文 globus，意指球體）會對氣球感到反感，其恐懼的根源通常是氣球破掉時發出的聲響。那個聲音「會讓我想起槍響」，二〇一三年歐普拉·溫弗莉（Oprah Winfrey）說道，「或許我人生中的某個時間點，又或是以前小時候，我和槍響有過關聯，因為只要周圍有氣球，我真的就會抓狂」。二〇一七年，南韓電影明星蘇志燮向電視主持人坦承，只有身邊有一顆氣球，他就會覺得自己「裡面快爆炸了」，好像自己的身體就是個空氣皮囊，充滿了壓力，隨時會爆炸。

參見：雷電恐懼症、電話恐懼症

公開發言恐懼症

GLOSSOPHOBIA

　　對我們許多人來說，在公眾場所發言很恐怖——周知的公開發言恐懼症，英文源自希臘文 glossa，語言的意思——會出現的症狀包含聽力變銳利、心率提高、血壓上升、流汗、呼吸急促、脖子和背部變僵硬、身體顫抖、口乾舌燥、皮膚漲熱、瞳孔放大；血液好像泵得很用力，但

又立刻退縮回去。「演講開始時,我臉色發白」,羅馬演說家馬庫斯・圖利烏斯・西賽羅(Marcus Tullius Cicero)寫道,「接著,我的四肢和我的靈魂都在抖個不停」。

恐懼公開發言可說是相當常見,常被認為是一種比怕蜘蛛、怕蛇還要普遍的恐懼症。一九七三年,一項調查發現,比起對死亡的恐懼,有許多人表示更害怕公開講話。「這表示,對一般人來說」,傑瑞・史菲德(Jerry Seinfeld)觀察得知,「自己出席葬禮時,寧可躺在棺材裡,也不願在大家面前開口唸悼文。」

連經驗豐富的表演者甚至也會被這種狀況給折磨;約翰・拉爾(John Lahr)在《紐約客雜誌》(The New Yorker)裡,把怯場的「脫鉤恐懼」(unmooring terror)形容為「身體是暗地裡重擊表演者的工具」。拉爾還列出多位演員突然被恐懼征服,其中一位是伊恩・霍姆(Ian Holm)。一九七六年,霍姆離棄舞台十五年,原因就是在倫敦奧德維奇劇院(Aldwych theatre)預演《賣冰人來了》(The Iceman Cometh)時,被恐懼感給擊垮了。「這次的經驗」,拉爾說道,「以及新陳代謝的改變,恐懼感就觸發了——流汗、搞不清楚狀況、喪失語言能力——某種近似死亡的感覺」。

公開發言恐懼症的治療方式,有催眠、認知行為療法、實作建議(如:慢慢講、深呼吸、停頓休息、聚焦觀眾席裡的某個臉孔)。二〇〇三年,社會心理學家肯尼斯・薩維斯基(Kenneth Savitsky)和湯瑪斯・吉洛

維奇（Thomas Gilovich），在紐約州康乃爾大學設計了一項實驗性治療。第一步是做透明度錯覺（illusion of transparency）測試，也就是高估他人感知我們內在狀態的程度傾向。然後，請來一群年紀相仿的康乃爾學生，共分為三組，各自針對種族關係議題，在學校發表三分鐘演說。兩位研究員沒有指引控制組學生如何演說，而是向第二組學生保證緊張是很正常的，甚至因為擔心看起來很緊張而緊張也不奇怪。同樣的話兩人也說給第三組學生聽，另外還告訴第三組學生：「研究顯示，你以為聽眾會注意到，但聽眾其實不會注意到你的焦慮。告訴你們這些，應該對你們會有些幫助。」兩人解釋，多數人都會有透明度錯覺，以為自己強烈的情緒「會洩漏出去」，然後被其他人看見。但事實上，這種情況很少見，並告訴學生：「如果你很緊張，那你可能是唯一一位知道的人。」

每位參與者都對著攝影機發表演講之後，他們得為自己演說的自信程度與成效評分。有被告知「透明度錯覺」一事的這一組，給予自己的評分最高。兩人另外又找來一組學生觀看演說的影片，同樣也是給這一組學生最高評價。

兩位研究員得到的結論是：「了解透明度錯覺後，能讓演講者表現得更好。我們的實驗結果所支持的論點就是『真相會讓你自由』：理解透明度錯覺這個真相，讓參與者從焦慮循環中解脫，脫離這讓公開演講變得折磨、惱人的焦慮感。」

我們多數人都比自己想像中的，還要會隱藏焦慮感。只要知道旁人不會偵測到我們的懼怕，那麼我們就比較不會害怕了。

參見：赧顏恐懼症、被笑恐懼症、社交恐懼症、電話恐懼症

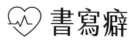

書寫癖

GRAPHOMANIA

GRAPHOMANIA 是個文學用詞（源自古希臘文 graphein，書寫的意思），曾用來貶低作品多產的作者。匈牙利評論家麥斯·那魯道就把王爾德貶為書寫癖，一八九五年在《退化》中指控：「他對書寫有著貪得無厭的慾望，但卻也沒什麼好寫的，只能寫寫自己精神上和道德倫理上的小問題。」那魯道認為王爾德只是為了寫作而寫，沉浸在「愚蠢的雙關語」裡頭，盡是文字衍生出來的文字。文學學者雷納·戴維斯觀察發現，那是一個文字蜂擁累積的世紀，寫道：「狄更斯（Dickens）、巴爾札克（Balzac）、特羅洛普（Trollope）、左拉（Zola）、龔固爾（Goncourt）等人，以及許多名氣比較小的作家，他們的成就與作品令人驚豔、欽佩。這些作家不只寫小說，也寫報導、評論、信件，他們基本上一直都在提筆寫字，已經癡迷於文字裡頭。」

　　臨床症狀方面，衝動性書寫通常會被當成是多寫症（hypergraphia），這是一九七四年兩位美國神經學家史蒂芬・韋克斯曼（Stephen Waxman）和諾曼・賈許溫德（Norman Geschwind）所取的名稱。兩人觀察發現，有些顳葉癲癇（temporal lobe epilepsy）的患者會出現衝動性寫日記、寫詩、列清單、抄寫格言警句和歌詞的行為。這兩位神經學家猜測是癲癇發作，導致病患大腦重新做調整，改變活動行為。二〇一三年，《新科學人雜誌》（New Scientist）報導一位患有癲癇的 76 歲女性，是在倫敦大學學院附屬醫院（University College Hospital）就醫的病患；只要一開始寫詩，她就會服用阻止癲癇發作的藥物。這位病患一天可以寫出超過十句的詩句，但以前卻沒有對文學展現出任何興趣，而且若有人打斷她寫詩，她還會大發脾氣！她的詩一般都會這樣結尾：

　　　清理櫥櫃，把垃圾清空
　　（甚至是寫首詩，在夜空）
　　　道德上這樣做很不對
　　　所以要繼續下去才對

　　根據醫生的推測，這位女性的顳葉癲癇發作時，會重新組織腦內的語言和情緒酬賞（emotional-reward）機制，建立起一條新迴路，在此迴路裡，寫詩這項活動會感到非常滿足。

無意識的書寫，既怪異又令人恐懼。靈媒和會通靈的人進入催眠狀態後，他們看來就是被迫潦草寫下死者的訊息。史坦利‧庫伯力克（Stanley Kubrick）一九八〇年的電影作品《鬼店》（The Shining）裡頭，傑克‧托倫斯（Jack Torrance）坐在一間空盪盪的旅館房間裡，看來顯然是在寫小說，但事實上——當他妻子發現真相時，她嚇呆了——傑克重複不斷敲打著同一句話：「只工作不玩樂的傑克，是個無聊至極的男孩。」傑克就像台機器一樣，而文字的洪流覆蓋著的卻是空洞。

參見：計算癖、字狂

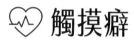

觸摸癖

HAPHEMANIA

　　一股無法克制想去碰摸東西的渴望——就叫做觸摸癖，英文來源是希臘文 haphe，意指觸碰——是一種常見的強迫症。觸摸癖病患會有慣有的儀式：拍打門框，拿起又放下一樣物品，拍打人的頭頂，以固定次數敲擊物品數回，或是繞著圖案軌跡走。這種碰摸的行為，通常是為了避免傷害，就像是台機器或咒語，只要重複幾回就會發揮神奇功效。有時，由於觸摸需求反覆出現，因此觸摸癖患者的手指頭指尖會長繭。

參見：計算癖、皮膚搔抓症、被觸控恐懼症、被污恐懼症

被觸控恐懼症

HAPHEPHOBIA

一八九二年，由兩位法國醫師莫里斯·蘭努瓦（Maurice Lannois）和愛德蒙·費爾（Edmond Weill）取的名稱，因為他們有一位無法容忍被觸碰的病患。

「傑昂 B」（Jean B）58 歲，在里昂索恩河（Saône）河畔的一處洗衣廠工作。這天傑昂因為在工作時昏倒，頓失語言表達能力，所以被送進了醫院，醫生們很快就發現傑昂有個古怪的一面：若有人想碰他，傑昂就會奮力快速閃避。傑昂告訴醫師，打從自己有記憶以來，光是想到與其他人觸碰，自己就會出現驚嚇反應。光是有人對他伸出手，也就夠可怕的了，但若有根手指頭靠近臉龐，那駭人程度更是加倍。因此若有人從身後出現，那驚恐感會直接流竄全身：傑昂幾乎整個人會因為恐懼而爆炸，立刻彈跳開來。

某天傑昂在工作，準備把一堆待清洗物品從碼頭扛到清洗室，正當他走過一座橋時，有個人從他身後靠近，他驚嚇到直接把那一堆物品丟進了河裡。傑昂的親朋好友都知道他有恐懼症，某次有位熟識的朋友想作弄他，突然從他背後拍他，傑昂整個人直接跳出窗外，來到下一層樓的街上。

傑昂在醫院病房裡，也是緊張兮兮左右張望，更會轉

過身檢查身後的狀況，有時更乾脆靠著病床後面的牆壁站著，這樣就不會被嚇到了。此種恐懼症看來是沒有生理上的病因——傑昂沒有皮膚病，也沒有敏感的情況，搔癢甚至對他也起不了作用——但是他卻不斷疑神疑鬼、緊張觀望並感到不安，要是被觸摸到了，那就會痛苦不堪。

兩位醫師暫時認定尚的病症是「遺傳性退化」，因為傑昂的父親（在 56 歲時自殺身亡）也一樣有被觸碰的恐懼，起因是幾年前他有位外甥從非洲回來，因為苦艾酒中毒身亡。不過在傑昂的家族裡，很多人看來都非常健康。傑昂自己也找不到恐懼症的緣由，表示：「我害怕！就是害怕！」

參見：幽閉恐懼症、觸摸癖、被污恐懼症、社交恐懼症

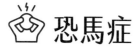 # 恐馬症

HIPPOPHOBIA

一九○九年，佛洛伊德發表了一篇富具影響力的分析報告，關於一位 5 歲維也納男孩小漢斯（Little Hans）在一九○八年出現非常懼怕馬匹的案例（此症稱為恐馬症，英文源自希臘文 hippo，意指馬匹）。維也納街上常可見到馬隻，小漢斯非常怕馬，所以時常不願意出門。佛洛伊德寫道，「這股對馬的恐懼是雙重的，一是害怕馬會倒下

來，二是擔心馬會咬自己」。

　　小漢斯的父親非常崇拜佛洛伊德，表示小漢斯有回看到一隻高壯的馬倒在街上，驚慌的四肢不停劇烈扭動，從此之後就患病了。佛洛伊德相信，看見這隻跌倒的馬時，現場既有猛烈感又有脆弱無助之情，所以才會讓小漢斯不斷想著內心原本就存在的性心理幻想（psychosexual fantasy）。在此之前，小漢斯就對動物小便的地方感到好奇，近期也才被母親斥責自慰行為，還曾開口講述妹妹用來小便那個地方的事。

　　接續的四個月裡，小漢斯父親在佛洛伊德的指導之下，對兒子做了心理分析，記下小漢斯說過的話、做過的事，然後與佛洛伊德討論過兒子的病例之後，才跟兒子聊聊他的心願和行為。佛洛伊德認為，這個案例驗證了他提出的理論，攸關自發性嬰幼期性慾（spontaneous infantile sexuality）和伊底帕斯情結（Oedipal complex，戀母情結）的理論。根據佛洛伊德的推測，小漢斯和同齡男孩一樣，暗自想要取代父親，成為母親的戀人，但也害怕父親會承受到傷害（導致馬匹跌倒），以及父親可能會有的報復（被馬咬代表被閹割）。

　　佛洛伊德只見過小漢斯兩次，第二次碰面時，小漢斯表示自己沒有那麼怕馬了，但還是很怕馬眼和馬嘴周圍黑黑的東西：馬眼罩和馬籠頭。佛洛伊德追問，這些繩索是否會讓他聯想起父親的眼鏡和黑色八字鬍？

佛洛伊德深信，小漢斯是為了處理對父親的矛盾情感，所以才會把自己的懼怕和侵略轉移至馬身上。這種恐懼症可說是折衷的結果，小漢斯能同時壓抑、表達自己的感受。在街上躲避馬匹，小漢斯就能放下自己對爸爸起的壞念頭。

分析工作很快就結束了，因為小漢斯好像克服了恐懼症。小漢斯父親的想法是，小漢斯已把恐懼感轉化成對音樂日益增長的興趣。一九〇八年五月，佛洛伊德來到維也納小漢斯家拜訪，還帶上遲來的生日禮物：搖搖馬。

隔年，小漢斯案例發表之後，引來許多議論，因為這是第一份對孩童做心理分析的記錄，也最能清楚闡明佛洛伊德的伊底帕斯情結理論，更是恐懼症分析的原型之作。佛洛伊德把恐懼症——或稱為恐怖性癔病（anxiety hysteria）——形容是「最厲害的孩童精神官能症（neurosis）」。佛洛伊德指出，隨著孩子長大，多數的精神官能症都會消失，但常會留下一些蛛絲馬跡。「或許，小漢斯現在比其他孩童更享有優勢」，佛洛伊德寫道，「因為他內心不再有那壓抑情節的種子」。

一九二〇年，奧地利音樂學家馬克斯・葛拉夫（Max Graf）的 17 歲兒子赫伯特・葛拉夫（Herbert Graf）讀到佛洛伊德的小漢斯案例研究，隨即認出主角是自己，便跑去問了當時剛離婚的父親：「這是什麼？顯然是跟我有關吧？」馬克斯也認了兒子就是小漢斯：「是的，就是那麼一回事。」

　　一九二二年，赫伯特人來到佛洛伊德的辦公室，說道：「他看著我，自然是不認得我是誰，我開口說：『我是小漢斯。』很感動的是，他走向我，給我個擁抱，然後說：快坐下！然後，我們倆談了好久，他問我過得如何，以後打算做什麼等等。最後，他說他覺得療程一定很有幫助，因為我說的話和各種行為——至少在他面前看來——相當正常。」

　　佛洛伊德在他的這份研究裡，追加寫了補充說明：「小漢斯」現在已經是個「魁梧的年輕人」，沒有蒙受顯著的麻煩或是壓抑的問題。面對父母離異和再婚，他調適良好，且與父母雙方保持友好關係。同時，也未如評論家的預測，心理分析的作為並沒有對小漢斯造成傷害。

　　赫伯特‧葛拉夫出現在佛洛伊德辦公室的時候，年紀是二十出頭，在奧地利薩爾斯堡（Salzburg）和瑞士蘇黎世一帶，已是位知名的劇場導演，後來又到紐約大都會歌劇院從事導演工作。離世的前一年，一九七二年，赫伯特接受《歌劇新聞雜誌》（Opera News）的訪問時，公開承認自己就是小漢斯的身分，並把自己影射成「隱形人」，也就是隱藏在場景後方的人物，既是歌劇製作裡的隱形人，也是心理分析演化裡的隱形人。後來，大家也慢慢知道赫伯特成年後，所經歷過的各種不幸，妹妹自殺了，第一位妻子也走上同一條路。

　　此外，佛洛伊德跟赫伯特‧葛拉夫和其父母相談的資料檔案，於二〇〇〇年公諸於世，可見到佛洛伊德在研

究中隱匿了不少實情。舉例來說，佛洛伊德沒有提到，一八九〇年代，他也曾治療過小漢斯的母親奧麗加·胡尼（Olga Hönig），也沒提到是他鼓勵小漢斯的父親娶奧麗加的，更沒提到他在一九〇八年就已經知道夫妻倆的婚姻非常不開心。當時，佛洛伊德急於使用小漢斯的案例，驗證自己有關孩童的性（childhood sexuality）的理論。或許是因為不想要複雜化，所以佛洛伊德避談這個家庭情緒失常的情況，也沒提到自己涉入這個家庭的程度。一九五三年，還是葛拉夫太太的奧麗加曾評論說佛洛伊德「對我們造成傷害」。

　　針對佛洛伊德對小漢斯所下的結論，許多位評論家提出質疑。有些人認為佛洛伊德和馬克斯·葛拉夫在小漢斯腦袋瓜裡，灌輸了想法，因而引出支持佛洛伊德新理論的要點。佛洛伊德得知後，表示：「很多事情小漢斯無法自己表達，所以是我們告訴他的」，還有「很多想法他都還沒具備能力，所以是我們提出來給他的」。一九五〇年代，英國心理分析學家約翰·鮑比（John Bowlby）提出的論點是，這位小男孩遭受的是分離焦慮問題：從小漢斯的案例中，鮑比發現小漢斯對母親有著沒有安全感的依附，深怕母親會離開他。法國批評家茱莉亞·克莉斯蒂娃（Julia Kristeva）同樣認為佛洛伊德低估了小漢斯母親的重要性：克莉斯蒂娃在一九八二年表示，馬匹象徵小漢斯對母親身體的懼怕，同時也代表他對父親的憂慮，寫道：「對馬的恐懼成為壓縮各種恐懼之後留下的遺跡。」

　　有了小漢斯這個案例，佛洛伊德把恐懼置放在心理分析理論的核心。對他來說，赫伯特・葛拉夫的發病，證明了我們會在無意識的情況下，把我們的感受移除、移位，把我們的渴望轉化為象徵物品，另外有時候也會把我們的害怕轉化為藝術。

參見：懼鼠症、動物恐懼症

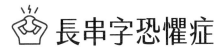

長串字恐懼症

HIPPOPOTOMONSTROSESQUIPEDALIOPHOBIA

　　某種程度上，hippopotomonstrosesquipedaliophobia 本身就是個荒謬的單字，約是在一九七〇年代發明出來的，用以形容對長串字的恐懼。其實，sesquipedaliophobia 這個字就足以表明意思了；至少從十八世紀開始就有人在用 sesquipedalian 這個字，表示「許多音節」的意思，後來擴大加入了 hippopoto（是 hippopotamus 河馬的潦草縮寫），以及 monstro（源自拉丁文 monstrum，怪獸的意思）。此英文單字內含一隻體型巨大、有點滑稽的生物，好讓這串字顯得龐大又好笑，想要模仿出單字想要描述的恐懼對象——又長又難解的字——同時也算是個打算取笑恐懼症的新造字，大肆使用了希臘文和拉丁文的前綴詞（單字組成中，前面第一個有意義的單位）的文字，想要創造出一股有古代感還要有科學權威的氛圍。

看來，這個英文單字首次被記錄下來的時間點是在一九八○年，即丹尼斯·庫恩（Dennis Coon）和約翰·米特雷爾（John O. Mitterer）的《心理學導論》（Introduction to Psychology）。或許兩人是故意要設計個新字，一個比 supercalifragilisticexpialidocious（超級世界無敵好棒棒）多一個字母的單字。這是個出名的長串字、空想出來的字，因為一九六四年電影《愛·滿人間》（Mary Poppins）才開始流行。

參見：回文恐懼症、字狂

♡ 殺人偏執狂

HOMICIDAL MONOMANIA

依據傑昂·艾堤安·艾斯基羅在一八一○年所給出的定義，殺人偏執狂平時神智很正常，但發作時會有無法受控的衝動想殺人。艾斯基羅給出的定義遭擴大使用，用來抗辯可能的精神異常：看來理性的殺手，現在可能就可以主張自己也是受凶殘的衝動所苦，這確實是一種瘋癲但往往都是暫時的狀態，因此可能獲判為精神疾病而非罪犯。一八三八年，美國精神學家艾薩克·雷（Isaac Ray）寫道，當一個人遭殺人偏執狂控制，「反思的能力會癱瘓，所作所為全都是盲目、不自覺的衝動所造成的結果，因此少有什麼動機理由，這情況就像是新生嬰兒的作為」。雷又再

指出，一人遭受這種苦痛時，不應該因殺人而受到處罰。

英國法庭有個影響性極大的案例，一八四三年蘇格蘭木工丹尼爾・馬克諾頓（Daniel M'Naghten）被宣判謀殺無罪，理由是他顯然誤把平民愛德華・德拉蒙德（Edward Drummond）當作是首相羅伯特・皮爾（Robert Peel），當他槍殺對方時「殺人偏執狂」發作了。馬克諾頓沒有被吊死，而是被送進了專門收容精神罪犯的伯利恆精神病院（Bethlem asylum，伯利恆皇家醫院）。這樣的診斷救了馬克諾頓一條性命，卻也掩蓋掉他對政治的不滿怒氣：歷史上記載，他不是一位抗議貴族托利黨政府的暴力分子，而是個瘋子。

艾斯基羅指出，殺人偏執狂的病患常在殺完人之後，就會恢復神智清楚的狀態，寫道：「殺人行為完成之後，病症發作好像也結束了。有些殺人偏執狂的病患似乎從焦慮、悲傷的狀態之中解脫，那種狀態對病患來說極為痛苦。他們很平靜，不再有悔意、自責或害怕。他們冷漠地注視受害者，有些病患甚至會感覺到或是展現出一股滿足感。」殺人的行為，好像可以抹去瘋癲狀態。

一九七八年，米歇爾・傅科（Michel Foucault）指出，艾斯基羅對殺人偏執狂的想法是「把一名罪犯變成一名精神病患者，這患者唯一的病就是犯罪」。十九世紀的精神病學「創造了一個虛構的實體」，傅科進一步表示，「一種瘋癲的罪，一種什麼都不是但只有瘋癲的罪，這種瘋癲什麼都不是，就只有犯罪」。

到了一八六〇年代，精神病學的圈子裡，不再偏好這種診斷了，但判例卻繼續在法庭裡被引用。一八五七年到一九一三年之間，倫敦老貝利（Old Bailey，係為英國對法院的代稱），有四十三起謀殺的審理案件，抗辯皆提出是患有殺人偏執狂。一八九五年，13 歲的羅伯特・坤畢斯（Robert Coombes）在倫敦東區捅死自己母親。審理此案時，控方律師奚落抗辯方聲稱這名男孩患有殺人偏執狂；律師提醒陪審團，這孩子買來一把刀，藏了起來，後來使用這把刀殺了自己的媽媽。不過，陪審團還是選擇接受這個病症診斷，認定坤畢斯有罪但人是瘋掉的。

　　坤畢斯被送進了專收精神罪犯的收容所布羅德莫爾精神病院（Broadmoor asylum），跟其他同樣被仁慈法官免除死罪的人關在一起。這裡的女性收容人（男性收容人那邊也有一些）多數人在殺了自己的小孩之後，都被診斷為殺人偏執狂的病患，他們顯然是因為恐慌症或是絕望感發作才會殺人。一九一二年，坤畢斯從收容所被放了出來，這時他的年齡是 30 歲；過了三年，因為在土耳其加利波里港（Gallipoli）擔任擔架兵期間，坤畢斯展現出冷靜與果敢，因此獲頒軍功勳章；又過了二十年，坤畢斯成了澳洲鄉村的一名農夫，他解救了一位 11 歲男孩，是從鄰居的住家、暴力相向的家長那裡救出來的。坤畢斯想殺人的衝動，若真的曾經存在過的話，就是沒有再出現了。

參見：偷竊癖、偏執狂、縱火癖

☺ 恐同症

HOMOPHOBIA

一九六五年，由心理治療師喬治‧溫伯格（George Weinberg）命名而成，用來表示反對同性戀者，起因是聽到陌生人羞辱自己的一位女同性戀朋友。雖然字面意思是指對同類者（sameness，即希臘文 homos）的恐懼，但溫伯格選用這個字不是要追求精確度，而是為了效果，比以前試圖使用像是 homoerotophobia 表示反同性戀情緒，果真是簡潔有力多了。溫伯格有兩位朋友傑克‧尼克斯（Jack Nichols）和力格‧克拉克（Lige Clarke）也使用了這個新字，在色情雜誌《我操》（Screw）撰文：「恐同症招來的情況有夠糟的！」並解釋這種病況就是「一股強烈的神經質恐懼，害怕被認為自己被同性吸引了。」

溫伯格本身是異性戀者，一九七二年他在《社會與健康的同性戀》（Society and the Healthy Homosexual）給自己發明的單字提出了解釋：恐同症這個字，把反同性戀的畏懼歸咎於恐懼，這種對同性戀的偏見乃是一種偽裝的焦慮，一種反常的依戀。溫伯格寫道：「對同性戀的歧視行為，這當中有著很深的心理動機。」在那同性戀依舊被歸類為精神失常的年代，溫伯格希望可以扭轉局勢，因此認定生病的是同性戀的敵方，並非是同性戀者病了。這個新字的誕生，似乎也真起了作用。一九七三年，美國精神醫學學會全體一致同意，不再把同性戀歸類為心理疾病。文

化歷史學家丹尼爾・威克柏（Daniel Wickberg）觀察發現：「雖然此時恐同症沒有被列為是一種臨床疾病，但基本上已經取代同性戀情節，成為真正需要被醫治的疾患。」

有些心理學家認為，「恐同症」這個字會誤導人，因為反同性戀情緒似乎較常根源於憎恨與憤怒，而非恐懼。但溫伯格指出，這些情緒是纏繞在一起的：對同性戀的懼怕「導致出現慘忍行為，恐懼本身就是會這樣」。早在一九一四年，匈牙利精神分析師薩德・費倫齊（Sándor Ferenczi）就提出論證表示，對同性戀反感是一種防禦反應，一種壓抑自我對同性者有慾望的症狀。數項研究看來也是支持該項論點；舉例來說，一九九六年，美國喬治亞大學（University of Georgia）找了六十四位公開宣稱自己是異性戀的男性參與實驗，結果發現那些對男同性戀有敵意的參與者，倒也是最容易被同性戀照片引發性慾的一群人。

有些 LGBT 激進人士很不贊同這個用字，因為這是把意識形態問題轉變成紛亂的個人心理狀態，也把個人偏見描述成一種不受控的精神病發作，而非個人選擇的結果，責任就能因此免除。西莉雅・季辛吉（Celia Kitzinger）是女同性戀激進分子，也是女性主義者，她在一九八〇年曾說過：「把政治上的敵人貼上標籤說是心理有病，或許很方便，因為這麼做就可以在政治競技場上，泯除他們的論點。」

二〇一二年，聯合通訊社（the Associated Press，美聯社）禁止記者使用恐同症這個字，連同其他政治策略構成的「恐懼症」（如：一九八〇年代開始用的胖子恐懼症 fatphobia、一九九〇年代的跨性別恐懼症 transphobia）也都禁用。該間新聞媒體的發言人表示，恐同症這個字「不夠精確」，指出「這個字把心理障礙歸咎到人的身上，還暗示著我們都不明白這個道理。」不過溫伯格還是支持該用字，同年在美國新聞網站《哈芬頓郵報》（Huffington Post）撰文寫道，「恐同症這個字講的念頭與想法，正是男同性戀和女同性戀需要獲得解放」。

參見：恐外症

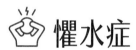 懼水症

HYDROPHOBIA

此為希臘文複合詞，源自 hydro，水的意思，乃是十四世紀出現的用字，用來替代古英語用字 wæterfyrhtness（水驚嚇），描述狂犬病患者害怕水的症狀。懼水症是生理病症，病因是遭受患有狂犬病的動物給抓到或咬到，患者連喝水或甚至只是想到要喝的這個動作，喉頭就會痛苦抽搐。一旦出現該症狀——常伴隨其他神經系統損害的病情，像是躁動不安、幻覺、癱瘓、唾液

分泌過多等——染上狂犬病幾乎就會致命。大家認識狂犬病後，狂犬病在歐洲、美國盛行，直到一八八五年路易・巴斯德（Louis Pasteur）發明疫苗後才止歇。

一八一九年有個知名案例，英屬北美總督（Governor-General of British North America）的瑞奇蒙公爵（Duke of Richmond）在加拿大渥太華河附近的營區生病了。唐・詹姆士・麥勞克林（Don James McLaughlin）在「傳染性的影響」（Infectious Affect）裡寫道，生病的第一天，公爵無法吞嚥流質食物，第二天對水感到驚恐，無法洗澡，第三天公爵逃離準備載他去蒙特婁就醫的船，迅速躲進森林裡、遠離河水。後來手下找到公爵，把他帶到附近農舍休養，但公爵非常懼怕附近的流水聲，所以就被移到穀倉裡，躺在用麥稈鋪成的床，並在此離世。

公爵身邊的人推側，或許公爵是在狩獵時，被有狂犬病的狐狸給咬了，又或是被愛犬「布魯格」（Blucher）咬到，因為布魯格都會跑到公爵的床上睡覺。顯然，大家都認為公爵患上懼水症。

公爵罹患的疾病，最讓人感到不安的部分，並非生理狀況，而是公爵從恐懼喝水延伸變成對各種液體都感到懼怕的情況：這股反感擴散到他的想像裡，轉變成心理疾病。麥勞克林還注意到，10 歲英格蘭女孩漢娜・史普林索普（Hannah Springthorpe）也是出現同樣的情況；一七九三年，漢娜在萊斯特市（Leicester）被狗咬到後，開始出現幻覺，覺得有很多隻貓狗在攻擊自己，下巴被緊咬住之

外，感覺自己也變成了一隻狗，還會因為水聲而驚聲尖叫。「一次，護士沒留心，在她附近倒了杯薄荷茶」，負責照顧漢娜的醫生記錄道，「她哭喊不停，好像倒茶動作嚴重弄痛她，苦苦央求護士立刻停止」。

懼水症這個概念，本身就讓人不安。因為這跡象顯示，人類會從動物身上得到疾病，說明人類與野獸有著親密的關係，此發現的時間點還早於一八五九年達爾文發表《物種起源》。「這不禁讓人質疑人類和動物之間有差異之說，是個幻想」，麥勞克林寫道，「也想問問人類這個物種，是否真有其完整性，是否真與其他物種無關」。

懼水症的特徵就是長期的懼怕與不祥的預感。只要是被狗或其他動物咬到，能做的只有擔心與受怕等待，等著幻覺發作、等著開始害怕水。一般認為潛伏期可長達數週、數個月、數年，這時間上的延遲，讓懼水症變成妄想症，還讓沒病的也病了，引發早期的瘋癲疾患。有些人就算不記得曾被咬傷，也會出現症狀；麥勞克林觀察發現，這種情況會被診斷為「自發性懼水症」（spontaneous hydrophobia），純粹是因為閱讀或想到這種疾病，就會被傳染的心理疾病。被命名為「懼怕水」的疾病，也可用來指稱「害怕成了懼怕水」的人，融合了反感和懼怕的感知，以及想像出來的和生理上的恐懼。一八七四年，此種妄想狀況有了名字：狂犬病恐懼症（lyssophobia），英文源自希臘文 lyssa，意指狂犬病。

巴斯德的疫苗揭示了微生物學新世代的開始，新的世代裡已很少見到狂犬病，但懼水症本身已成為恐懼症的範本，也模糊掉情緒與生理之間的界線。十八、十九世紀診斷出來的恐懼症之中，許多都跨越了情緒與生理兩個面向：既有身體上的症狀，像是搖動、顫抖、流汗、蹣跚、抖動、發熱，也有難以言表的恐懼和懼怕感受。有的時候，恐懼症好像是透過心理傳染的，有時是遺傳，有時是受創。恐懼症往往很難斷定是根源於自身經歷，還是源自人類的史前階段，又或是體內自發而出的。

　　一九二二年，詹姆斯‧喬伊斯（James Joyce）在小說《尤利西斯》（Ulysses）裡，把懼水症描述成是同為心理折磨和生理物質的東西，既噁心又不可見。加里歐文（Garryowen）那條狗「不滿地低吼，雙眼因乾澀泛著血絲，牠下巴流下來的是狂犬病的毒液」。動物的口水裡，充滿各種疾病。

參見：恐水症、恐犬症、被污恐懼症、海洋恐懼症

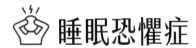

睡眠恐懼症

HYPNOPHOBIA

　　睡眠恐懼症 —— 英文源自希臘文 hypnos，睡眠的意思——是一種懼怕睡眠的病，通常與害怕會做夢或做

惡夢脫離不了關係。一八五五年，某本醫學詞典對這個病症下了定義。到了一九八四年，韋斯・克萊文（Wes Craven）也把該病症寫實地編入作品《半夜鬼上床》（A Nightmare on Elm Street），電影裡有一群年輕人在睡夢中，都會出現有個專殺小孩並毀容的瘋狂殺手，這殺手有能力讓人因為做夢就把人殺掉，劇中的經典台詞就是：「你做什麼都好，就是別睡著！」

二〇二一年，《睡眠醫學評論期刊》（Sleep Medicine Reviews）有篇社論文章觀察表示，受過創傷的受害者可能會患上睡眠恐懼症，因為他們害怕睡著了就會做夢，其他的睡眠恐懼症患者之所以會想要醒著，原因是曾半夜陷入昏迷、不省人事，那失去自我的感覺非常恐怖。另外也有人是因為曾在夜間心臟病發或中風，所以會擔心睡著時，可能就永遠再也不會醒來了，因而努力想要保持清醒。

參見：黑暗恐懼症、安靜恐懼症

無畏無懼恐懼症
HYPOPHOBIA

一九九四年，精神科學家艾薩克・馬克思（Isaac Marks）和蘭道夫・尼斯（Randolph Nesse）使用了此英

文單字，用來描述缺乏懼怕感，這種情況不正常又危險（希臘文中，hypo 係指「少於」或「低於」）。兩人指出，焦慮是種很有用的特質，可保護我們避開外來的威脅；人要是對害怕免疫的話，那會很容易受到傷害。許多人被確診為焦慮症，但或許有很多人無畏到不懂得害怕，這其實很危險，因為這種情況的特點就是不會尋求協助。馬克思和尼斯觀察發現，「本身焦慮感太低的人，不會去找精神科醫師訴苦說自己欠缺懼怕感，所以這類人的病症『無畏無懼恐懼症』仍未見到正式的文件記錄」。

　　格蘭維爾・史坦利・霍爾在一八九七年發表的文章裡，提到懼怕感是我們物種演化中，最重要的一種情緒：我們有能力「預期疼痛」（anticipatory pain），所以可以預測危險，逃過危險。馬克思和尼斯也提醒了我們，在與世隔絕島嶼上的生物很容易患上無畏無懼恐懼症，以致於失去逃脫、攻擊、躲藏的能力，所以當人類來到這類島嶼，也帶來其他捕食性動物，而那些溫馴的原生物種卻一點也不懂得保護自己；「重點就是遭到捕殺，正如同『跟渡渡鳥一樣滅絕（Dead as a Dodo，渡渡鳥約在十七世紀滅絕的特有種生物）』，這句話說的一樣。」

參見：普汎性恐怖

獨木舟恐懼症

KAYAK PHOBIA

　　一九○二年，來自丹麥的醫官亞佛烈德‧貝格西（Alfred Bertelsen）被派駐到西格陵蘭（West Greenland）海岸。貝格西察覺到因紐特人（Inuit）長久以來都是搭獨木舟來捕捉海豹，但卻有為數不少的因紐特男性捨棄掉獨木舟，原因是曾經在出海時產生懼怕感，導致身體僵硬無法動作。貝格西發現，有些海濱地區，每十位成年男性中，就有超過一位患上「獨木舟恐懼症」。做為丹麥殖民地，這現象成了嚴重的問題，因為十八世紀末時，捕鯨行業走下坡，轉為依賴捕捉海豹。

　　因紐特的獵人和漁夫面臨的危險有非常多種，如：遇上冰山、風暴、負傷動物的攻擊，但獨木舟恐懼症發作的時間點，通常都是在海面平靜如鏡子般的時候。發作起來時，划獨木舟的人會認為自己的船會越變越小，又或是整艘船隱約開始高過自己；可能是感覺到船身越來越重，但船槳卻越來越輕，有時也會覺得難以判斷距離，越來越迷糊和暈眩，還會相信自己的獨木舟裝滿了很冰冷的海水。貝格西表示，患病的人時常感覺「海裡有東西要來傷害自己，有那種沒人敢定睛注視的東西」。有些人的精神被刺激後，遂離棄自己的族群，或是取走自己的性命。

　　一位 37 歲捕捉海豹的獵人告訴貝格西，一八九○年代的某個七月天中午，他划著獨木舟出海捕鱈魚。這天天

氣很熱，天空很晴朗，陽光照耀著他的雙眼。他已經捉到幾隻魚，突然間看到魚線有拉扯的跡象，但當他拉起魚線時，看到的卻是一隻海蛞蝓（sea slug）咬著魚餌，因為毫無準備，所以嚇了一大跳。再次放下魚線後，這位獵人開始流汗、顫抖，頭也開始感到疼痛，眼前出現黑點，感覺獨木舟的船頭好像一直往旁邊延伸出去、傾斜。他的思緒被占據，認為身後有東西要追趕自己，但身體感覺無法動彈。最後，他總算是喚醒自己，然後划向岸邊。他還告訴貝格西，自此以後他就再也沒出過海。

十九世紀中葉起，丹麥醫師就發現，格陵蘭因紐特人有獨木舟恐懼症。一開始，醫師把此現象的成因，歸咎給菸草和咖啡引起的興奮感所致——其實，醫師是想把責任推給丹麥，因為他們把這類刺激物給帶進殖民地——不過，一八九二年時，精神科學家克努特‧龐德比丹（Knut Pontoppidan）認為這是屬於特定場所畏懼症的一種。貝格西也把此病症歸為恐懼症，一九四〇年時，更在其分析研究中加入種族考量元素，表示對獨木舟的焦慮，似乎「指向愛斯基摩人大腦裡的某項原始性」——雅利安人（Aryan）之中，只有女性和孩童容易患上病態性恐懼。

再者，丹麥有關當局開始比較不擔心獨木舟恐懼症的問題了，因為格陵蘭的捕魚產業漸漸取代海豹獵捕行業，所以獨木舟也逐漸被捕魚船給取代。然而，有一些學者還是再次回頭探討此議題。

一九六〇年代，美國精神科學家扎卡里‧古索（Zachary Gussow）推測，獨木舟恐懼症的根源是感官匱乏，北大西洋單調、無特色的地形讓人失去了方向感。一九九六年，丹麥民族誌學家（ethnographer）克勞斯‧喬治‧漢森（Klaus Georg Hansen）指出，因紐特人對此現象有自己的解釋。依據格陵蘭地區的民間故事，該恐懼症的罪魁禍首是圖皮拉怪（tupilak），是對手嫉妒所以派怪獸來謀害獵人；這隻怪獸有時會化身為海豹的樣貌，被魚叉插到了，就會把獵人給拉下船，落入海裡，但有時會變成隱形的邪惡力量，讓人陷入催眠狀態。划獨木舟的獵人要是遇到圖皮拉怪還活下來的話，那就得舉辦一場降神會，請巫醫安格卡（angakok）或巫師試圖來殺死這隻怪獸，但如果還繼續被怪獸攻擊的話，那麼就得放棄狩獵了。漢森寫道，西方來的醫生解釋，獨木舟恐懼症是一種個人的病理，但格陵蘭地區的人認為是社會關係緊張所引發的，對當地人來說，以恐懼症形式出現的麻煩，不是個人的問題，而是集體所共有的。

參見：特定場所畏懼症、魔憑妄想症、狂笑癖、海洋恐懼症

ⓦ 大叫癖

KLAZOMANIA

一九二五年，匈牙利精神學家班內狄克（L. Benedek）創造了 klazomania 這個字 —— 源自希臘文 klazo，尖叫的意思 —— 用來講述想尖叫的衝動。班內狄克有位病患會出現放棄抵抗，突然非常大聲且顯然是不受控的叫喊：一個母音、數個音節、動物叫聲。一九二七年，班內狄克有兩位同事回報更多案例，他們發現病患發作時會非常生氣（顯得非常焦躁，臉都漲紅了），但事後態度又會表示有多麼抱歉。看來，病患發作、突然猛烈大叫的過程中，其實都是有意識的。

一九九六年，英國精神學家貝特斯（G. D. L. Bates），在醫治容易突然大叫的 63 歲男病患時，也觀察到類似的特質。這位病患表示，前兩年他每個月都會爆發大叫一、兩次。貝特斯也親眼觀察這位病患發作的情況；病患會先變得焦躁不安，然後以自己最大的聲量，悲痛地大聲哭喊，像是「啊！」「救我！」叫喊一結束，病患會出現震驚的表情，好似自己真的很訝異。一九九〇年代的英國喜劇《神父特德》（Father Ted）裡，愛爾蘭的傑克神父（Father Jack）也是會有類似的陣陣尖叫聲，不過他喜歡爆粗口喊的話是「法克！」「笨蛋！」「喝！」「女孩！」。

大叫癖看起來有點像妥瑞氏症（Tourette syndrome），但卻不是遺傳或是基因的問題，而是腦部受傷的症狀。貝特斯推測，自己病患的症狀是酒精攝取過量所引起，並認為是一氧化碳中毒所導致。貝特斯與同事在一九二〇年代，所描述的大叫癖病患，都曾患上昏睡性腦炎（encephalitis lethargica），這個神祕的「睡眠病症」在一九一五年到一九二七年間，奪走了五十萬條人命，另有許多病患還遺留下巴金森式症（Parkinsonism）等其他神經系統的疾病。

參見：書寫癖、字狂

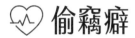 # 偷竊癖

KLEPTOMANIA

一八一六年，瑞士醫師安德列・馬德（André Matthey）首次診斷出偷竊的衝動，並定名為 klopémanie——「一種特有的瘋癲狀態，特徵是在毫無動機和必要的情況下會想要偷盜」（klepto 在希臘文是指偷的意思）。一八五二年，《心理醫學期刊》（Journal of Psychological Medicine）有文章指出，英國某間精神病院，同意讓一位偷竊癖病患活在自己的瘋癲世界裡，這位病患會把從院裡偷來的東西，藏在衣服裡面：叉子、湯匙、睡帽、手帕、破布、菸斗、起司塊。醫師有注意到，

這位病患開始恣意享受偷竊之前,「他的外觀看起來還是扁瘦的,但過沒多久,他的衣服就會從他身體周圍開始膨脹,持續不斷長大,最後還得拆去大衣、背心、馬褲的內裡,這樣才能偷得到這位病患想像中的戰利品」。

沒多久,偷竊癖就牽連上富裕的女性,而非貧窮的瘋子。一八六一年,醫學期刊《刺胳針》有發文指出,在法庭上拿出該種病症來用的,幾乎都是較為富有的階層:「這些所謂體面的人士犯下竊盜罪,由於沒有充分明確的動機,提出的辯解就是患上了偷竊癖。」依據定義,偷竊癖的小偷必須是對偷竊的物品沒有需求。

一八九六年有個臭名遠播的案例,37 歲的艾拉·卡斯爾(Ella Castle)是舊金山茶商的妻子,她在倫敦六間店舖裡偷取毛皮而被告上法庭。艾拉和丈夫、兒子住在倫敦河岸區(Strand)的塞西爾酒店(Hotel Cecil),這可是歐洲當時最大、最豪華的旅館。當警方突襲艾拉一家人的飯店房間,搜到偷來的黑貂、毛絨鼠皮、貂皮的帶子和長圍巾、黃金手錶、長柄眼鏡、手拿鏡、時鐘、扇子、玳瑁扁梳,當中有些物品的價格標籤都還在,另外還有一些印有塞西爾酒店徽章的鍍銀吐司架,也都是在一家人的旅行箱裡找到的。

卡斯爾夫妻倆都被抓了——華特·卡斯爾(Walter Castle)似乎不可能不知道這些東西是偷來的,因為這些東西他都看得到,而且東西就在他們的行李裡——不過針對華特的控訴後來被撤銷了;因為有多位醫學人士作證表

示，艾拉・卡斯爾患有偷竊癖。這起案件當時相當轟動，大西洋兩岸的媒體都積極報導，甚至連作家柯南・道爾（Conan Doyle）也熱切參與，他在《泰晤士報》的專欄上寫道：「如果對道德責任有任何疑惑，那麼一個人的性別和地位應在他被懷疑時就有好處可拿……所以該考慮讓她有雙重權利。她應該要被送去診間，而不是送進牢房。」

地方法官判卡斯爾太太三個月牢刑，但後來英國內政部長一聲令下，卡斯爾太太關一週後就被悄悄釋放了。隨後，他們一家人搭船抵達美國，卡斯爾太太做了兩場手術，治療「與卵巢有關的精神錯亂」。一九八九年，女性主義學者伊蓮・艾貝爾森（Elaine S. Abelson）提出論點，表示醫生把偷竊癖歸因到女性生殖系統，此舉是把女性性別、疾病和不可思議結合在一起。她觀察發現，「即便偷竊癖在社會和醫學上已經是一種確證的診斷病症，但卻再次刻劃了女性就是軟弱的想法」。隨著越來越多扒手都聲稱自己是一時的精神病發作，偷竊癖的女性也成為歌舞雜耍劇場裡的要角，「一個時常會出現的角色，讓大家笑話的對象」。

到了十九世紀晚期，百貨業興起，衝動型偷竊比以前更容易了。四處林立的百貨商場裡，荷包滿滿的女性可以自由到處走動，觸摸——有時是行竊——整齊排列眼前的各種眼花撩亂小玩意。一八八三年，埃米爾・左拉（Émile Zola）在作品《婦女樂園》（The Ladies' Paradise）裡也

有注意到，「誘惑力十足，引發瘋狂渴求的感覺激增，使每個女人都精神錯亂了」。左拉把巴黎百貨公司，描繪成情色的驚奇世界，布料、肉體、現金的華麗融合。該本小說裡有這麼一幕，女銷售員搜身德・波芙伯爵夫人（comtesse de Boves）尋找遺失的貨品，「甚至還脫掉她的洋裝，檢查胸和臀。結果，袖子深處藏了每公尺價值一千法郎的阿蓮孔（Alençon）荷葉邊蕾絲，長達十二公尺。除此之外，胸部還藏有手帕、扇子、絲巾，全都壓扁擠在一起，全數的蕾絲品總價值約為一萬四千法郎。德・波芙夫人就這樣偷了一年，她是被凶猛、無法抗拒的衝動給毀了。

卡斯爾案發生後，克拉拉・拜威克・寇比（Clara Bedwick Colby）在《女性示意雜誌》（The Woman's Signal）裡提出見解，認為有些衝動型小偷，從丈夫那邊獲得的財務獨立權太少。會遭偷竊癖寵溺的物品，一般都是奢侈、華麗無用、沒有必要性的小玩意——女人，但是都是有錢的女人，可能覺得會想要這種玩意會很羞恥，又或者是覺得找不到正當理由購買。寇比表示，解決辦法就是讓妻子多一些自主權：已婚女性「一定要有自由去支配、決定什麼是屬於自己應得的東西」。不然，可能會落得跟 G 夫人一樣的下場：這位是保羅・杜比松（Paul Dubuisson）在一九〇二年《百貨盜賊》（Les Voleuses de Grands Magasins）裡訪問到一位女性，她第一次行竊標記了新生活的開端。杜比松寫道，她整個人脫胎換骨；她的

家、她的丈夫不再是她優先考慮的對象，她只有一個最首要的想法：回到百貨公司去行竊。偷竊癖，已經成為對家庭展開抗爭的方式。

佛洛伊德的追隨者，把偷竊癖與女性性別，給牢牢扣住。一九二四年，威廉‧斯泰克爾（Wilhelm Stekel）提出看法，表示這種病症一定是根源於性：偷竊癖病患想要「做些禁忌的事」，斯泰克爾寫道，以及「偷偷抓住某樣東西」。另外一九四二年，弗里茲‧威托斯（Fritz Wittels）如此寫道：「行竊其實就是偷竊癖的性生活。」

打從一開始，心理學家就注意到，偷竊癖患者會因為行竊而感覺被釋放。一八四〇年，專門在法庭上作證的法國精神科醫師查爾斯‧奎蒂安‧亨利‧馬可（Charles Chrétien Henri Marc）觀察發現，這種行為可帶來興奮感，擺脫焦慮感。二〇〇〇年，美國精神醫學學會的《精神疾病診斷與統計手冊》第四版，給偷竊癖的敘述是「行竊前，主觀緊張感高漲」。現今，偷竊癖常被看成衝動控制疾患，給予藥物治療，緩解偷竊的興奮感，或是直接降低行竊能減緩的焦慮感。有些偷竊癖病患嘗試透過嫌惡治療法（aversion therapy）來治療自己的衝動——舉例來說，教導病患憋氣憋到痛，然後想像自己偷竊的行為，又或是連結行竊與遭逮捕、被送入牢的照片。另外，認知行為治療中，病患會學習戒斷行竊的模式，排除掉重複顯現的念頭，像是「很值得」，或是「我想要看看，我是不是可以逃過一劫」，又或是「我的家人值得擁有更好的東西」。

斯泰克爾引用了赫曼・赫塞（Hermann Hesse）一九一九年的短篇故事《兒童的心靈》（Kinderseele），有位 11 歲男孩蒙受偷竊癖引發的渴望之苦。一天，這孩子焦躁不安地從學校走回家，感覺好像因為某件事情而感到罪惡不已。「一股懼怕感蔓延男孩全身，一開始是胸口緊縮的感覺，這股感覺後來往上來到喉嚨，緊縮到窒息、想吐。」男孩有著滿滿不祥的預感，走進家裡的廳廊：「惡魔今天不受控了」，男孩心裡想著，「有事情要發生了」。男孩發現自己走進父親的書房；「內心裡，我希望父親會在隔壁房間醒來，然後進到書房來，破解這個控制我的魔法。」但卻沒有人出現，男孩開始打開書房的抽屜，一個接著一個打開。「犯罪的感覺揪著我的胃，也讓我的指尖變得冰冷。直到這個時候，我都不知道我會做什麼事情。」男孩在一個抽屜裡，找到一串無花果乾——此時緊繃感彷彿破除掉了——他拔下幾顆無花果乾，塞到口袋裡，關上抽屜，逃回房間，既害怕又羞愧！

參見：贈與癖、偏執狂、購買癖、囤物癖

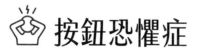 按鈕恐懼症

KOUMPOUNOPHOBIA

　　蘋果電腦的共同創辦人史帝夫・賈伯斯（Steve Jobs），出了名喜歡穿高領上衣，因為他患有按鈕恐懼

症，也就是害怕鈕扣的病症（現代希臘文裡，koumpouno 係指鈕扣）。依據設計工程師亞伯拉罕‧法勒（Abraham Farag）的說法，賈伯斯的恐懼症一路延伸到設備機器上的按鈕。法勒表示，一九九〇年代，賈伯斯走經過一台電腦滑鼠的模型機，當時這台模型機上只是還沒有安裝任何按鈕，賈伯斯卻讚賞說：「真是太棒了！我們就是不想要有按鍵！」工程師們一聽到他這麼說，爭先埋頭設計沒有按鍵版本的滑鼠。iPhone 手機的觸控面板也是類似的情況，有時大家會說是因為賈伯斯不喜歡按鍵式鍵盤而出現的靈感。

按鈕恐懼症患者厭惡自己可能會觸碰到鈕扣的念頭；來自英國德文郡（Devon）的微生物學家麗莎‧郭思（Lisa Cross）告訴《衛報》記者，她從小就對鈕扣很反感，尤其痛恨那滑滑的塑膠鈕扣，也非常不喜歡鬆脫的鈕扣。「牛角大衣上的牛角扣沒問題」，麗莎說道，「牛仔褲上的金屬扣也沒關係，但其他在襯衫等類似物品上的鈕扣就很讓人討厭。比掉在地上的東西還要討人厭的是，沒有固定在衣物上的鈕扣，若上頭還有一些棉料的話，那感覺更糟！」

少數按鈕恐懼症患者，可以辨識出恐懼症會發作的環境。一位女性長久以來都被母親警告鈕扣的危險，因為她母親是位裁縫師，深怕小孩會把鈕扣放進嘴裡，然後噎住無法呼吸。另有位懼怕鈕扣的男性，記得小時候去看牙的時候，一邊覺得弄牙齒很痛，一邊盯著牙醫師身上的襯衫

鈕扣，因此鈕扣或許會讓他想到牙齒，以及那纏繞在牙齦上的細繩，牙醫金屬製碟子碰撞的聲響。鈕扣之於衣物，就像是牙齒之於身體，都會鬆脫、都會掉下來。此外，或許搖晃或是掉下來的鈕扣，意味的不是損失，而是曝光，一種無意的敞開。

美國邁阿密有位 9 歲西班牙裔男孩，他的恐懼症可回溯到在幼稚園的美術課，一次他不小心打翻一大碗鈕扣，全部的鈕扣都撒到他身上。從這天開始，小男孩就討厭穿有鈕扣的上衣，也害怕有鈕扣的各種物品。鈕扣會讓男孩想起物品散落的糟糕情況，失控的一切，同時也象徵著約束感：得好好穿上學校制服，進到教室裡去，也就是那恐怖經歷發生的地點。按鈕恐懼症患者通常都會覺得鈕扣有毒，或是具有傳染性：二〇〇八年，來自英國漢普夏郡（Hampshire）的 22 歲吉利安・林肯斯（Gillian Linkins）告訴倫敦《都會報》（Metro）記者：「對我來說，觸碰到鈕扣就跟摸到蟑螂一樣！感覺又髒又亂，整個就是很不對勁。」

心理學家開始探索鈕扣恐懼症與厭惡感之間的關聯。二〇二〇年，美國史丹佛大學研究人員的研究對象，是一位 29 歲對鈕扣反感的亞裔美國女性，她特別不喜歡衣物上鬆脫且還垂掉著的鈕扣，也討厭掉在地上的鈕扣。這位女性表示，這種情況下，她同時會有厭惡和恐懼的感覺，展現出對鈕扣的「偏高早期注意」（elevated early attention），這通常只有遇到「跟生物相關」的對象，如：

蟑螂、血液，才會出現的強化意識。史丹佛團隊懷疑，按鈕恐懼症是否為密集恐懼症的一個種類，而密集恐懼症是對一連串的孔洞會有厭惡般的反感。研究人員也發現，比起有二十個彼此相接洞孔的鈕扣，受試對象比較不喜歡「典型的」四洞塑膠鈕扣。按鈕恐懼症懼怕的是整顆鈕扣，而不是上面的孔洞。

這份研究的作者寫道，「這算是首個例證，證明對不具威脅、感染風險且不具生物特性物品感到懼怕的病症，其屬性與對生物感到害怕的病症乃是相同的」。按鈕恐懼症病患畏懼鈕扣，宛如鈕扣帶有疾病一樣。

參見：棉毛恐懼症、窒息恐懼症、看牙恐懼症、密集恐懼症

狂笑癖

LAUGHING MANIA

一九六〇年代，非洲學童傳出數起猛烈、延續很久的笑聲傳染事件。依據二〇一三年社會學家羅伯特・巴索洛梅（Robert Bartholomew）和鮑柏・理卡德（Bob Rickard），在《校園集體歇斯底里》（Mass Hysteria in Schools）寫的內容，首起意外事件是發生在一九六二年一月，在坦干依喀（Tanganyika）的一間基督教神學院，也就是現今的坦尚尼亞維多利亞湖（Lake Victoria）旁的

卡沙沙鎮（Kashaha）上，有三位住校生開始不受控地狂笑，笑到流淚，然後又繼續笑。這種陣陣狂笑似乎具備了傳染力，三位女童的同學，有幾位也加入狂笑行列，每天都還會再增加數位。有些學童變得激烈焦躁不安，在校園裡四處亂跑，說是有東西在追他們，還有學生聲稱感覺到有東西在腦袋瓜裡面移動。

到了三月，「麻煩的笑聲」（endwara ya Kucheka）越演越烈，迫使學校得關起校門，把女學生送回家休養。學生回到家後，看來是有變比較好，但五月學校重開大門後，嘎嘎笑和哭泣聲又再度傳開來。後續的十八個月裡，該地區有超過一千名學生受到大笑躁狂的折磨，還常伴隨著哭泣和亂跑。一群調查人員測試了食物中毒和病毒感染，但都沒有找到什麼證據。這些女學生的家長則是認為，可能是祖先往者的靈上了這些孩子的身體。

一九六六年，狂笑事件再度席捲而來，維多利亞湖沿岸有兩間學校被迫關閉。「就像野火一樣在學生當中蔓延，特別是女學生」，健康疾管官員告訴《紐約時報》，「有個女孩先開始狂笑不已，然後其他人就都跟著一起笑。沒有人可以抑制住他們，只能把這些學生給分隔一段時間」。接下來的十年裡，烏干達、尚比亞和波札那（Botswana）北部的學校機構都陸續傳出案例。

至少打從十九世紀開始，學生之間就會發生這種突然湧現的心因性症狀，其中又以少女為首，且似乎是透

過無意識模仿而散播開來的。一八九三、一九〇四年是在瑞士巴塞爾市（Basel），一九〇五、〇六年是在德國麥森鎮（Meissen），都可以看到數十位女生在顫抖、抖動。一九六五年，英國蘭開夏郡的布拉克本鎮（Blackburn, Lancashire）有間中學裡，計有 85 位女學生被送進醫院，她們患上怪病，特徵就是會昏厥、痙攣；二〇〇一年，泰國某個營地約有百名學生，似乎是看到鬼魂，之後就出現呼吸困難的症狀。二〇一一年，紐約州勒洛伊村（Le Roy）有一群女學生開始扭動、抽搐，二〇一四年，哥倫比亞的埃爾卡門（El Carmen）也有一群女學生抽搐、昏厥。

神經學家蘇珊・歐蘇利文（Suzanne O'Sullivan）寫道，這種集體發生的狂熱告訴我們，疾患成因包含了社會因素，以及生物、心理成分。歐蘇利文還注意到，「有的時候，醫生忙著查看病人的腦袋瓜，卻漏掉釀成疾病的社會因素。或許，其實也是比較有可能發生的情況是，醫生害怕去細究病人的社會環境，因為擔心被指控打算把病因歸咎給病人自己、或是病人的家庭或社群。」歐蘇利文指出，青少年時期的學生特別容易患上「社會傳染」（social contagion），而媒體的關注時常會助長傳染的力道，擴散並延長傳染病的流行時間。歐蘇利文到世界各地去研究大規模狂熱爆發的情形，進而懷疑「期望能消滅這類疾病，其實是錯誤的想法。我從遇到的許多人身上，發現身心疾病有著重大的目的……有時，比起把分歧之處表達說明清

楚，直接來的衝突會比較好處理、解決問題」。歐蘇利文鼓勵我們去了解，那些不受控行為想要闡述的故事內容。

　　坦尚尼亞小兒科醫師易卜拉欣（G. J. Ebrahim）認為，一九六〇年代發生在東非、中非一代的狂笑病症，其實顯露出患者對社會變遷的焦慮感。學童在家是沉浸在傳統、保守的部族倫理裡，但在神學院的時候，學童接觸的觀念都挑戰著父母、祖父母的思想。同時間裡，政府官員強迫各個家庭搬離狹小的農舍，來到都市規劃區的村莊。許多人被迫離開祖先留下的土地，遠離先人的墳地，也脫離了往者靈的保護。陷入這種劇變，同時還有青少年時期的生理、情緒轉變，這些孩童們因而狂跑、狂哭、狂笑。

參見：披頭四狂、舞狂、魔憑妄想症、獨木舟恐懼症

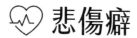

悲傷癖

LYPEMANIA

　　一八三八年，傑昂・艾堤安・艾斯基羅寫道，悲傷癖患者是病態性憂傷的受害者，這麼一股巨大難以抵擋的哀傷，近似美國醫師班傑明・羅許稱為 tristimania 的身心狀態。雖然艾斯基羅的新創字沒能成為主流，但他對該病症的分析已成為現代臨床憂鬱症（clinical depression）的基礎。艾斯基羅的案例中，有位 W 小姐（Mademoiselle

W）；一八〇四年時，芳齡約 16 歲的 W 小姐，因為兒時玩伴昂洋公爵（duc d'Enghien）過世而陷入極度憂鬱。昂洋公爵的死是拿破崙·波拿巴（Napoleone Bonaparte）下令刺殺的，因為拿破崙懷疑公爵密謀要推翻政府。當 W 小姐聽聞死訊時，她一頂髮量豐沛的頭髮轉白，大大的藍色雙眼變呆滯，她不再開口說話，還從香緹堡（Château de Chantilly）的家，被送往巴黎的薩爾佩特裡埃精神病院（Salpêtrière asylum）。W 小姐在精神病院裡會坐在床上的長靠枕上，修長的雙腿捲曲頂著肚子，手肘放在膝蓋上，下巴頂著右手，然後對著窗外放空，並不停地喃喃自語。

艾斯基羅命名為 lypemania（悲傷癖）的字，取自希臘神話哀傷的化身路佩（Lype），他的母親是爭端女神厄里斯（Eris），兩個姊妹阿亞（Akhos）和阿尼亞（Ania）則是悲痛與沉痛的靈。

參見：嗜酒癖、偏執狂、孤單恐懼症

誇大妄想狂

MEGALOMANIA

誇大妄想狂 —— 英文源自希臘文 mega，巨大的意思 —— 常用來指對權力的慾望，或是對絕對掌控權的渴

望。不過一八六六年命名時，地點是在法國，其法文為mégalomanie，用來描述狂妄自大的幻想。精神病患出現幻想，這是非常常見的；有一半的病患是有精神分裂症，有三分之二是有躁鬱症，也時常是過動、異常亢奮、講話急促、思考飛快、情緒快速轉換等躁狂狀態的一部分。

二〇一八年，英國作家荷瑞修‧克萊爾（Horatio Clare）與家人來到奧地利因斯布魯克市（Innsbruck）滑雪度假時，確信自己就是M16探員，被要求加入國際間諜祕密計畫，目的是要拯救世界，他的任務當中，有一部分就是要與奧地利流行歌手凱莉‧米洛（Kylie Minogue）結婚。「這種瘋癲就像是狂妄的自我探出頭」，克萊爾在二〇二〇年的著作《沉重之光》（Heavy Light）寫道，「一道光刷洗掉家人的影子、觀點下的陰影……我覺得自己跟這道光融合在一起，這股感覺猶如知識、有力量又具重要性。光似乎是具體的，其他人也幾乎可以看見，端看他們看待我的方式而定了……既激動又疲憊。」

十九世紀，患有這種狂熱癖的病患，會把自己想像成不同的人物，如：拿破崙、聖女貞德、耶穌基督。二〇〇五年，一位英國誇大妄想狂病患告訴研究人員，自己是當時首相托尼‧布萊爾（Tony Blair）的表親，但另外又自稱是：「我是神；我創造了宇宙，我是菲利普王子（Prince Philip）的兒子。我也是出了名的DJ，擁有超人等級的超能力。」第三次時，他又主張自己科學天才：「我吐口水在燈泡上」，這位病患在二〇〇九年說道，「想說若看著

口水燒掉，會有不同的顏色和形狀，這樣我就能找到醫治癌症的方法了」。另外雖然非常少見，但誇大妄想狂會出現暴力行徑；百萬富翁的慈善家約翰・杜邦（John du Pont，即知名杜邦集團的繼承人），非常熱衷於摔角運動，一九九六年在費城殺死朋友戴維・舒茲（Dave Schultz）後，還堅稱自己是達賴喇嘛、美國中情局密探、俄羅斯的最後一位沙皇。

參見：唯我癖、被愛妄想症、謊語症、錢財妄想症

♡ 縮小妄想症

MICROMANIA

到了一八九九年，「縮小妄想症」（英文源自希臘文 mikros，小的意思）這個字用來指會精神錯亂的看待自己，或是指病態性自我貶低。但這個字一開始在一八七九年時，乃是用來定義一種症狀，即認為自己整個人或是某部分萎縮變小了。一九二〇年，法國總統保羅・戴斯納爾（Paul Deschanel）不願到戶外去，因為他認為自己的頭已經縮成像柳丁一樣大小。

一八六五年，路易斯・卡羅（Lewis Carroll）的小說《愛麗絲夢遊仙境》（Alice's Adventures in Wonderland）裡，愛麗絲看來就是喝下那瓶寫著「喝我」的飲料後，身

體就縮小了，她心裡想著，「我肯定就跟望遠鏡一樣縮小了」，同時很快她就發現自己站起來只有高十英寸（約二十五公分）。後來，愛麗絲咬了一小口貼著「吃我」標籤的蛋糕，接著身體就變得無比巨大，不過藍色毛蟲（Blue Caterpillar）給她咬了一口蘑菇後，愛麗絲就又突然縮小了：「她的下巴瞬間觸抵地面。」

一九五二年，美國神經學家卡羅・李普曼（Caro Lippman）猜測是不是作者卡羅的偏頭痛，給他靈感寫出愛麗絲縮小（和變大）的故事。李普曼觀察發現，自己有幾位病患都有出現偏頭痛前會引發的幻覺；有位女病患表示，當她頭極度疼痛時，會堅信自己的身高只有一英尺（約三十公分），而且只有在鏡中看自己的時候，這個信念才會被矯正。

參見：誇大妄想狂

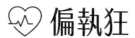

偏執狂

MONOMANIA

第一個在虛構故事裡使用 monomania 這個單字的是埃德加・愛倫・坡（Edgar Allan Poe）：一八三五年短篇小說《貝瑞妮絲》（Berenice），患有偏執狂的故事男主角，拔起未婚妻的牙齒，再猶如活生生埋葬未婚妻似的把

牙齒給埋下。男主角表示，這個狂熱癖就像凶殘狂野的暴怒，緊揪住自己：「我掙扎抵抗這奇怪卻又難以抗拒的影響力，盡是徒勞無功。外界有各種不同的物品，但我完全沒有感覺，我只想要牙齒，有著狂熱慾望般的渴求。」

　　精神學家傑昂・艾堤安・艾斯基羅，約是在一八一〇年左右創造了 monomania 一字，用來描述被單一幻想衝動給控制住的人（拉丁文裡，monos 是指一個、單個或唯一的一個）。艾斯基羅指出，此類病患平時是理性的，而這很難解釋的瘋癲算是種偏愛，只有在專家眼裡才看得明白。法庭上，偏執狂診斷已成為各類型罪犯用來抗辯的策略。一八四六年奧諾雷・杜米埃（Honoré Daumier）在《喧鬧報》（Le Charivari）畫的插畫裡，可看到一位犯人沉重地靠著牢房牆壁坐著，律師則是站在他身旁；這位鬱悶的廚師說道：「真正讓我心煩的是，我被指控了十二條偷竊罪名！」律師沉思著說道：「十二條，這樣好！辯護時，我會說是因為偏執狂……。」

　　十九世紀中葉時，由艾斯基羅命名的字成了媒體取笑用詞，認為那只是縱火犯、謀殺犯、竊賊、淫賊、醉鬼的藉口。不過，如同琳賽・史都華（Lindsey Stewart）的研究所示，偏執狂已成功進入大眾的想像世界裡，也出現在數本小說作品裡頭。一八四七年，艾蜜莉・勃朗特（Emily Brontë）的《咆哮山莊》裡，希斯克利夫（Heathcliff）被直指對凱西（Cathy）的愛是種偏執狂。一八五一年，赫曼・梅爾維爾（Herman Melville）的《白鯨記》裡，

船長亞哈（Captain Ahab）對鯨魚展開報仇，這也是一股偏執狂的渴望。一八六九年，安東尼・特普洛（Anthony Trollope）的《因愛癡狂》（He Knew He Was Right）裡，崔佛利恩（Trevelyan）面對妻子與異性的友誼，同樣展現出偏執狂般的嫉妒。

懷疑自己有偏執狂，成了一種自我懷疑的可怕模式。一八六二年，瑪莉・伊莉莎白・布萊登（Mary Elizabeth Braddon）在《奧德蕾夫人的祕密》（Lady Audley's Secret）裡，描述一名男子始終執著於證明伯父的年輕妻子是名殺人犯。「這是種預警（monition）還是偏執狂？」這男子繼續問自己：「如果到頭來是我錯的呢？如果我一個個串起來的證據，到頭來其實是我自己愚蠢的作為呢？……喔，天啊！這難題是不是應該就一直藏在我心裡就好！」布萊登所描繪的乃源自真人真事，是警探傑克・威徹爾（Jack Whicher）的經歷。威徹爾是蘇格蘭場（Scotland Yard，指倫敦大都會區警察總部）的警官，持續不斷辦案，想揪出一八六〇年威爾特郡（Wiltshire）羅得西爾鄉村公寓（Road Hill House）謀害 3 歲男童命案的兇手。但由於過度沉迷於該案件，威徹爾最後精神崩潰了，於一八六四年提早從警政單位退休，事由是「腦鬱血」。

偏執狂這個概念會有損名譽，部分原因是很難從病態性著迷中分辨什麼是正常，也有部分原因是心理疾病，而且鮮少只會出現單一種病症。然而，還是有幾個明確被診斷出偏執狂的案例，如：偷竊癖和縱火癖（pyromania），

且通常都被歸類為強迫症或是衝動控制疾患。

　　或許偏執狂這個看法，在過去是很誘人的，因為有助於在文學作品中添加既有現代感又帶點醫療專業的轉折，解開角色缺陷悲痛的一面。史都華讚許艾斯基羅的創字起了推廣心理學的作用；「這曾是牧師和醫師的專門領域」，史都華寫道，「心理健康已成為大家討論的話題，又在印刷文化急速成長支持之下，使得新一代只會在搖椅上空談的醫師，所診斷的偏執狂數量發展到高峰」。有了偏執狂，艾斯基羅就開啟了理性的人會因瘋狂而裸奔的可能性。偏執狂這個字可用來描述猛烈的愛意、具危害性的嫉妒、無意識的衝動、病態的擔憂等各式各樣身心健全的人的瘋癲行徑。

參見：集書狂、魔憑妄想症、皮膚搔抓症、嗜酒癖、被愛妄想症、殺人偏執狂、偷竊癖、悲傷癖、女子淫狂、購買癖、縱火癖、戀髮癖、拔毛癖

孤單恐懼症

MONOPHOBIA

　　孤單恐懼症，害怕獨自一個人，此病症是喬治·米勒·比爾德於一八八〇年診斷出來的特有恐懼症。一八九七年，格蘭維爾·史坦利·霍爾也診斷出一位女性患有同樣的病症，患者非常不願意一個人待在家裡。她本

人表示，那樣一切都會變得沮喪、糟糕，只有時鐘的滴答聲能破除農舍的寂靜，「那感覺像是每個人都死了！我會唱歌，做一些最不尋常的事，望著時鐘。隨著天色變暗，害怕有非預期中的荒唐小事發生，所以我會跑去找穀倉裡的動物們陪伴，甚至是找花園裡的花朵陪我。」

參見：悲傷癖、黑暗恐懼症、安靜恐懼症

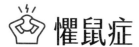

懼鼠症

MUSOPHOBIA

一種對鼠類的恐懼感，英文名稱源自希臘文 mus，係指「老鼠」。此恐懼症可追溯到我們內在的警覺心，針對的都是會污染食物，帶有疾病的生物。通常是因為早期有被嚇到的經驗，進而誘發出來的病症——看見一個小小、毛茸茸的身體，在地面上快速跑過——此外，又再加上文化層面的觀感，因而起了加劇作用。中世紀傳說「吹笛人」（Pied Piper of Hamelin）當中，老鼠就是死亡的媒介。卡通影片裡出現老鼠時，大家總是跳又是尖叫。一九〇九年，佛洛伊德分析了某個知名案例的律師，這位律師是在聽到「中國恐怖虐刑」後患上的恐懼症；中國的虐刑方式是在人的屁股邊綁上一隻老鼠，任憑老鼠一路啃咬，直搗肛門口。

　　喬治‧歐威爾（George Orwell）是在西班牙內戰打仗的時候，被老鼠給嚇到。歐威爾在一九三八年的著作《向加泰隆尼亞致敬》（Homage to Catalonia）裡寫到，一九三七年的一個晚上，他在穀倉裡睡覺，「那骯髒的牲畜，成群結隊跑出來占據整個地板」。另一晚，歐威爾在壕溝裡，看到一隻老鼠出現在自己身旁，驚嚇不已，索性拿出左輪手槍射殺這隻生物。這巨大的聲響出現在壕溝裡，卻也驚動了共和軍（the Republican）和國民軍（the Nationalist）雙方的士兵，大家以為另一方展開攻擊，所以立即展開回擊，接著免不了一場廝殺戰鬥，歐威爾這邊的軍營廚房被摧毀，兩台運送部隊到前線的巴士也毀了。

　　歐威爾在一九四九年的小說作品《一九八四》（Nineteen Eighty-Four）裡，提及另一種中國老鼠虐刑。此本小說裡的英雄溫斯頓‧史密斯（Winston Smith），即便是被鞭打、被電擊，也抵死不肯背叛女友茱莉亞（Julia）。不過，負責逼刑的人就是曉得如何攻破史密斯，對著 101 號刑房開口問道：「你看過老鼠騰空跳起來過嗎？」同時，手裡還拿著裝了兩隻這生物的籠子威脅挑釁。「牠們會跳到你的臉上，直接挖洞鑽進你的臉裡。有的時候，牠們換先攻擊眼睛。有的時候，牠們會從臉頰鑽進去，吞食舌頭。」史密斯聞到「牲畜那帶著霉味，極其不舒服的臭味」，接著又感覺到籠子的鐵絲在對著自己的臉頰閃爍，最後只好交出自己的摯愛了！史密斯驚恐苦喊道，「去找茱莉亞、去找茱莉亞！不要找我！茱莉亞啦！

我不管你們要對她做什麼！去撕爛她的臉，把她扒到剩骨頭！不要找我，去找茱莉亞，不要找我！」

參見：皮毛恐懼症、動物恐懼症

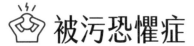 被污恐懼症

MYSOPHOBIA

　　一八七九年，美國神經學家威廉·亞歷山大·哈蒙德寫道，「取名為被污恐懼症，我建議用來描述一種心理上的精神錯亂……特徵是對污染、污損有病態到難以忍受的畏懼」。哈蒙德是從希臘文 musos，意思是不潔淨來取名的。他表示，在此之前的十年，他已經醫治了十位有此病症的患者。

　　一八七七年，來找哈蒙德諮商的 30 歲有錢寡婦 MG 表示，六個月前，她在報紙上讀到一篇文章，關於一位男性因為經手了被污染的紙鈔，所以染上了天花。「這情景在我心裡留下很深很深的印象」，MG 解釋道，「因為我剛才也數了些鈔票，我心想或許那些紙鈔，有被得了某種傳染病的人給碰過」。她剛碰過紙鈔之後，已經洗過手，此時又再去跑去洗手，睡覺時也一樣會感到很不安穩。到了早上，MG 小心翼翼地洗淨雙手，接著她想到那堆紙鈔跟自己的亞麻布內衣是放在同一個梳妝台的抽屜裡，所以

趕緊把內衣全拿去洗，然後改穿上另一個抽屜裡的衣服。MG 雙手戴上手套，把紙鈔放在信封裡，並吩咐僕人用肥皂和清水，把梳妝台的那格抽屜徹底清洗乾淨。

後來 MG 驚訝發現，自己摸了紙鈔之後，還碰觸了許多物品，所以這些東西都有可能會帶來傳染。「我還陷在危險裡！」MG 脫去從昨天就有在穿的洋裝，換上新的一件。MG 說道：「從換洋裝開始，我逐一換過一件又一件物品，整個過程沒完沒了。每樣我習慣性會摸的東西全都洗過了，然後我又洗了我的雙手。甚至，連水都是傳染媒介了！不論洗完手後，我有多徹底擦拭雙手，總會有某個部分得再重新洗乾淨，所以我就又跑去洗手了。」

MG 也放棄了閱讀習慣，因為擔心自己可能會被書本或報紙的紙張給污染，同時只有在戴上手套的時候才肯跟人握手；「最近，甚至連手套好像都不能全面保護我了」，MG 告訴哈蒙德，「我知道手套上有孔洞」。哈蒙德有注意到，兩人談話的時候，MG 會一直看著雙手，還會不停搓揉想移除污染的粉塵；哈蒙德幫忙拿取包包後，MG 從口袋掏出手帕，點上一滴古龍水，擦拭剛剛哈蒙德手指頭觸碰到的地方，接著才把手帕放進另一個口袋，專門用來放置髒污物品的口袋。MG 表示，自己並沒有特別懼怕的疾病，就只是「一種無法抵抗的感受，擔心會莫名其妙遭污染，這種感覺就一直壓著我」。

哈蒙德的另一位病患 F 小姐既苗條又年輕的 18 歲女性，一八七七年因嚴重頭蝨問題因而患上了被污恐懼症。

「一點一點地」，哈蒙德記錄道，「恐怕是無法躲過污染源的想法，在自己的心裡扎根，周圍的其他人可能會透過不同的方式來污染自己，而且她身邊的各種物品也同樣具備污染力」。一八七九年F小姐找上哈蒙德諮商時，她的生活已經被恐懼症給主導了。哈蒙德表示，「她整個生活就是一連串的問題、焦慮、懼怕。對身邊的每一個人、每一樣東西，全都疑神疑鬼的。」上街時F小姐會拉起裙擺，這樣就不會碰觸到別人了，還會花上好幾個小時清理扁梳和梳子，一天洗手的次數超過兩百次，每晚更衣時更是完全不碰到自己的衣服──僕人解開衣服後，就任憑衣服垂落到地板上，然後直接送去洗衣房。F小姐也清楚，她的衣服在洗衣房裡會碰觸到其他人的衣服；「因為這實際上沒有辦法避免掉的情況」，哈蒙德寫道，「所以她很不開心」。

就跟MG一樣，F小姐也無從說出自己是在懼怕什麼：「在她的想像裡，某些東西總能以難以察覺的方式，傷害到她的身體，透過雙手或是其他部位，侵入體內。」

害怕灰塵向來就不是新鮮事。一八三〇年代，艾斯基羅醫治了一位紅褐色頭髮、藍眼高挑的34歲女性，叫做F女士。這位病患會避免用雙手或衣物觸碰任何東西，持續不斷搓揉、清洗雙手，頻繁拍打書本和做針線活來抖掉灰塵，還請來女僕餵她進食。就跟去找哈蒙德諮商的女病患一樣，F女士非常清楚自己的行為是不理性的，表示：「我的焦慮很奇特怪異，但就是擺脫不掉。」

　　到了十九世紀下半葉，科學家發現疾病會經由不可見的微生物傳播，害怕被傳染的擔憂越來越常見，哈蒙德也就是在這個時候指出，這種情況就是一種心理疾病。唐·詹姆士·麥勞克林發現，整個世界突然充滿了隱藏起來的傳染媒介，而懼怕這些媒介的情況好像就跟微生物一樣在傳播。此病症的名稱非常多種，除了被污恐懼症，還有細菌恐懼症（germophobia）、病菌恐懼症（germaphobia）、寄生蟲恐懼症（verminophobia）、病毒恐懼症（bacteriophobia）、微生物恐懼症（bacillophobia）。

　　各式各樣的憂慮苦難，都有可能透過害怕這種灰塵傳播。一八八〇年，艾拉·羅素（Ira Russell）博士治療一位畢業於哈佛大學醫學院的 47 歲單身漢，自從他的兄弟突然在自己的懷中過世之後，這位病患就被「懼怕骯髒」的感覺給襲圍，不碰門把和椅子等家具，晚上還要花上數小時完成清潔步驟。

　　一八九〇年代，佛洛依德醫治了一位女病患，她持續不斷洗手，只用手肘碰觸門把，他寫道：「這是馬克白夫人（Lady Macbeth）的案例；清洗是象徵性的動作，以生理上的潔淨來取代道德上的純淨，因為她懊悔自己不再擁有道德純淨，不斷拿對丈夫不忠的自責感來折磨自己，那是一段她決心要從心中抹除的記憶。」

　　佛洛伊德解釋為何儀式化行為（ritualistic behaviour）會如此難以戒斷：「如果我們試圖阻止他們的衝動行為、清洗動作、儀式作為，又或是他們自己勇於熄滅那一股衝

動，如此一來他們自身就會被那可怕的恐懼感給籠罩，再次讓自己屈服於衝動之下。我們都清楚，衝動行為內含隱藏起來的畏懼感，只有實踐衝動行為才能消弭衝動。」佛洛伊德還指出，這種衝動正是幻覺思想（magical thinking）的症狀。被污恐懼症病患害怕自己的感覺和期望會流露出來，然後外來的影響就會滲透進來，而清洗的動作是為了避開傳染，以免自身的滲透界線給入侵了。

　　哈蒙德給被污恐懼症病患服用鎮靜劑溴化物（bromides），而佛洛伊德的醫治方式則是探索病患的潛意識幻想。十九世紀晚期，多位心理學家展開行為療法的實驗。一九七五年，英國精神學家艾薩克・馬克思有位女性病患，她每天至少洗手 50 次，每週要用掉七大包肥皂絲，還會把「被污染」的衣物給丟棄，但卻難以負擔添置新衣的費用。此外，這位病患三年內搬了 5 次家，就是要逃離「被感染」的環境。馬克思寫道，許多地方都被這位女病患當成不潔的區域，當中以英格蘭城鎮貝辛斯托克鎮（Basingstoke）為首：「光是提到貝辛斯托克鎮這個字，就會聯想到清洗儀式（英文鎮名字首 basin 係指水盆，會聯想到洗手）。」治療期間，馬克思陪這位女病患前往懼怕的城鎮，但一趟出訪「竟完全被污染並陷入嚴重憂鬱，還威脅要自殺」。不過馬克思表示，二十四小時過後，憂鬱就消失了，這位女病患堅持繼續治療，最後終於找到能夠放下清洗儀式的習慣。

　　二〇一九年年中時，藝術家卡桑德拉・格林伯格

（Cassandre Greenberg）來到倫敦北部的精神病院，針對傳染與嘔吐的恐懼症，以及對整潔要求的狂熱，準備接受一整套曝露療程。可是二〇二〇年二月時，療程突然被打斷，因為英國爆發新冠病毒，醫療院所被通知只可以提供緊急醫療服務。同時間裡，英國政府指示民眾要採取強迫行為，也就是格林伯格之前想要戒斷的習慣。

「突然間，洗手成了拯救國家的作為」，格林伯格在《白色評論》（White Review）寫道；「民眾到超市貨架瘋搶抗菌肥皂，那害我『生病』的行為，現在有了健康的形象。」格林伯格看著人們拚了命效仿「那長期用來表示我個人心理有疾病的行為與感受模式，那是我為了緩解因過度看待危險而出現的儀式化行為。在以前是『病態的』，但現在已經重新被塑造成明智、負責的行為。」一轉眼的時間，大眾被鼓勵要採取的態度，正是近期才被標示成對病菌的恐懼症，以及對整潔程度的狂熱癖。

一旦有危險的病毒迅速在全世界蔓延時，或許我們可預期到被污恐懼症的病例會增長；已有研究證實，新冠病毒讓許多強迫症行為加劇。不過，二〇二〇年弗雷德里克・阿德瑪（Frederick Aardema）在《強迫症與相關病症期刊》（Journal of Obsessive-Compulsive and Related Disorders）的觀察發現，衝動性洗手的人所真正畏懼的，並不是生理上的疾病，而是違背心理的感受：病菌代表的是褻瀆；過度的清洗儀式「目的是要捍衛、保護自己遠離危險，才不是為了保護身體」。有位強迫症病患告訴阿德

瑪，新冠疫情期間她沒有更害怕傳染，反倒是感到安心，因為其他人也開始實踐跟她一樣的行為。阿德瑪寫道：「她戴上保護用的手套，或是拒絕握手的時候，都不會不好意思了。」

新冠疫情剛開始的時候，我們重新定義了——在非常短的時間內——何謂理性。「我看到群眾的懼怕顯露在我周圍的空間裡」，格林伯格寫道，「這樣的情況擊垮了我以前對心理『健康』和疾病的觀念」。新冠疫情正是個例子，說明歷史事件如何加速改變觀念與行為，展現出懼怕成了種正常化的行為。感到害怕很合理，也表示有進入狀況，有意識到。現今來說，強迫行為乃是照顧自己與他人的作為。

參見：洗澡恐懼症、計算癖、皮膚搔抓症、嘔吐恐懼症、被觸控恐懼症、密集恐懼症

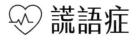

謊語症

MYTHOMANIA

一九〇五年的一篇文章裡，法國精神學家恩斯特・杜普瑞（Ernest Dupré）把誇大其詞或是說謊的病態性傾向，記錄為謊語症；此英文字源自希臘文的 muthos，係指沒有根據的觀念。謊語症的病患，要不就是深信自己出口的

謊言，要不就是明知是謊言但又無法控制不說。一般來
說，這種病患會在幻想與真實之間順暢轉換，就像孩子一
樣可能會在潛意識的謊言和白日夢之間穿梭。這種病症也
稱為幻謊（pseudologia fantastica；一八九一年安東・德布
呂克／Anton Delbrück取的名字），亦可稱為病態性說謊。
有文件記載的病例中，有位十九世紀晚期的女僕，她在奧
地利和瑞士各地遊蕩，有時自稱是貧窮的醫學院學生，有
時則是變成羅馬公主；另外還有一位法國人，他不顧後果
捏造故事，結果在一九九三年殺了妻子、孩子和父母。

　　一九二二年波蘭心理分析師海倫・德意志（Helene
Deutsch）觀察發現，「病態性謊言與白日夢或幻想有一
些關聯，就是都會把它當成是真實的經驗」。德意志表
示，她有一位病患聲稱青少年時期時，曾經與一位較為年
長的男孩，有過一段受虐的性關係，還在日記裡記錄這段
性愛經歷。德意志知道自己病患的故事情節都是捏造的，
但仍試圖理解為何病患會如此堅持，最後才發現這位病患
3歲時，曾被自己的哥哥性侵。這段被壓抑下來的事件，
或許會以身體徵狀（somatic symptom）的方式顯露出來，
反之卻是以虛構的故事呈現。一九三〇年代，英國有位
匈牙利捉鬼獵人南多・佛多（Nandor Fodor）開始相信有
些女人握有超自然的力量，像是倫敦主婦阿爾瑪・費爾汀
（Alma Fielding）似乎就能夠召喚出吵鬧鬼的場面，這些
女人被迫編造故事來傳講她們人生當中的祕密實情。

　　德意志寫道，「一般認為幻想型說謊的人講故事，

乃是希望獲取聽眾的崇拜、羨慕等等。」但德意志也發現，謊語症患者「只是循著內心的渴望在表達，根本也不在意有什麼回饋」，熱烈反應只算是受到歡迎的副作用罷了。「在種種情況之下」，德意志寫道，「幻想型說謊的人就像是點子真的很多的作家，但不是為了迎合大眾口味的劣等作家，而是只管創作但不在意作品接收端看法的作家」。謊語症患者就跟小說創作家一樣，在編造的故事裡，跟隨一股想逃離自我——或發掘自我——的衝動。

二○一五年，法國心理分析學家米歇爾·貝彤（Michèle Bertrand）遇到一位名叫艾力克斯（Alex）的病患，這位個頭高，弓著身子的年輕人，用了幾個字來介紹自己：「女士，我是個說謊的人！」病患告訴貝彤，打從學生時期起，自己就一直在掩飾讀寫方面的障礙，假裝很有文學素養，但其實自己幾乎無法閱讀和書寫。一旦感覺祕密快要被發現了，這位年輕人就會趕緊辭去工作或是結束一段感情。艾力克斯深受焦慮與罪惡感所苦，但卻也持續不斷在編造故事。「這位謊語症患者」，貝彤寫道，「便是那種無法為自己打造一貫形象的人，他不知道自己是誰……編造故事，不是為了隱藏自己，而是……為了獲取內涵、存在感、一貫性。造成他這種無法擺脫的狀況，正是因為要是失去了成為自己選擇要成為的人的這個意圖，那麼他在自己眼裡就什麼都不是了。」

二○一三年，心理分析師史戴分·格羅茲（Stephen Grosz）在《說不出的故事，最想被聽見》（The

Examined Life）一書中，記錄到電視節目製作人「菲利浦」（Philip），因病態性說謊而被轉介過來就診。菲利浦的頭幾個謊言——發生在 11、12 歲的時候——跑去跟校長說自己被英國情報單位軍情五處（MI5）選中，準備去受訓成為探員；至於較近期的謊言則是向妻子說自己患上肺癌，跟女兒謊稱自己會講法文，還向岳父表示自己曾獲選為英國男子射箭隊的候補選手。沒多久，菲利浦也開始對格羅茲撒謊，解釋為何遲遲沒有支付診療費用。面對病患如此明目張膽、無意義的謊言，更常是相當可笑的瞎扯內容，格羅茲感到非常不解，直到一天菲利浦講起孩提時期的一段往事，才總算是明白了。菲利浦講道，大約 3 歲時，時常半夜醒來發現自己尿床了，所以早上起床換衣服時，他就把濕掉的睡衣塞到床單底下，不過每天晚上要睡覺的時候，又會發現乾淨的睡衣已折放整齊放在枕頭底下；白天時，母親悄悄把濕掉的睡衣拿去洗了。不過，母親從未提起這個問題，也沒有訓斥過他，更沒有告訴父親。這項靜悄悄的例行日常，一直延續到菲利浦滿 11 歲的那一年，也就是母親過世的那一年。

後來菲利浦長大不再尿床了，但格羅茲推測，病態性說謊早已成形。「他說的謊會引起騷亂」，格羅茲寫道，「但又希望聽到的人不會有什麼反應，變成像母親那樣，成為祕密世界裡的同夥」。菲利浦的謊言不是為了欺騙，而是想要建立起共謀的情感連結；這是「他保持親密感的方法，也就是擁有當時與母親共有的那種親密感」。

偶爾，謊語症患者的診斷本身會被用來否定掉真實情況。首篇關於病態性說謊的文章於一九一五年發表，兒童心理學家威廉・希利和瑪莉・坦尼・希利（William and Mary Tenney Healy）記錄數位在芝加哥接受治療的被迫性說謊的病患。兩人表示，有位 9 歲病患「貝思 M」（Bessie M），告訴負責照顧她的一位女性，表示曾被多位男性性侵，其中包含父親與哥哥。這位女孩的監護人 S 太太向警方通報，警方進而對貝思的父親與哥哥指控亂倫罪行。貝思在法庭上提出證詞時，交代了許多細節，就連恐怖的性侵過程也能詳細描述，不過法官認為貝思講述的故事「帶有幾許不真實」，同時特別注意到貝思哥哥的「神態舉止」，「與重大指控內容相差甚遠」。

　　威廉和瑪莉這兩位心理學家，乃是未成年犯罪行為方面的專家，也在法庭上評估了貝思的狀況。兩人也了解到，貝思 5 歲時，全家從愛爾蘭搬遷到芝加哥，但貝思的母親和其他手足都在「舊國家」就過世了。自此以後，有四年的時間，貝思到不同的家庭寄宿，另有六個月的期間，與父親、哥哥共睡一張床。貝思表示，幾乎在每個寄宿過的地方，都會跟男人有過性行為。見識到貝思對性知識的了解程度，心理學家感到無比驚訝，但也發現 S 太太，也就是貝思的現有監護人，栽培這位女孩「對戲劇的熱愛」，會帶貝思去劇院看戲、看電影，也鼓勵貝思大聲把戲劇朗讀出來。經過醫師的檢查，貝思的處女膜沒有損壞，因此兩位心理學家認定發生在貝思身上如此嚴重的侵

害全是謊言，並把他們的結論提給法庭。

當法官駁回對貝思的父親與哥哥控訴時，出席聽證會的 S 太太與其他女性感到氣憤不已。「這位小女孩的第一個故事」，威廉和瑪莉兩位心理學家觀察發現，「講得非常好，其中有許多地方，甚至還成功說服大家，這位父親確實有罪」。

威廉和瑪莉採用病態性說謊的概念，解釋為何貝思一定會說個自己不會得到什麼好處的謊言。然而後來也有證實，處女膜的狀態並無法說明女性是否曾遭受性侵。二〇一〇年，有份兒童性侵案件的調查發現，僅有 2% 的受害者會留下「可見的傷害」。根據二〇一九年多位國際專家針對性暴力所發表的文章，「對於包含性侵在內的性行為，處女膜檢查並非正確，也非可信賴的檢測」。或許，貝思的故事之所以會這麼有說服力，讓 S 太太和其他認識這位小女孩的女性都相信，不是因為貝思是個謊語症患者，而是這小女孩說的都是真相。

參見：被愛妄想症、誇大妄想狂、錢財妄想症

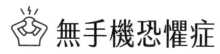

無手機恐懼症

NOMOPHOBIA

　　這個英文單字是戲謔 no-mobile-phone-phobia（沒有移動式手機的恐懼症）而成的縮寫，二〇〇八年英國郵局調查手機用戶時創的單字。這份調查執行之際，移動式電話已問市達二十五年之久，調查結果發現有近53％的參與者會因為不知道手機在哪裡而感到焦慮，也會因為手機訊號太差、手機快沒電、手機儲值的金額快用完而感到不安，另有9％的人會憂心手機關機了。調查也指出，該焦慮程度可與舉辦婚禮、出門遠行、看牙醫所引發的不安相比擬。

　　對手機的依賴，持續在世界各地蔓延擴展。二〇一二年，有份研究把手機描述為「可能是二十一世紀最大的非藥物成癮」。就提振情緒低落而言，手機誘發的神經生物獎勵（neurobiological reward）與增強反應，似乎等同於賭博、酒精的效果。花費太多時間在智慧型手機上，可能會增加焦慮與抑鬱、引發手腕和脖子痠痛，以及損害睡眠、專注力與學習的品質。二〇一四年至二〇一八年間，一系列的國家級調查發現，手機使用過度的問題在青少年身上尤其普遍：根據估算，英國的數據是10％，臺灣和瑞士都是17％，南韓和印度則是31％。此外，無手機恐懼症患者也常伴隨錯失恐懼症（FoMO；Fear of Missing Out），以及關聯性很大的沒網路恐懼症（FoBO；Fear of

Being Offline）。

二〇一四年，義大利精神學家尼古拉・路易吉・布拉卡吉（Nicola Luigi Bragazzi）和喬凡尼・戴普恩德（Giovanni Del Puente），列出數個過度依賴手機的徵兆。兩人表示，無手機恐懼症患者傾向於隨時隨地帶著充電器，也會避開像是劇院、飛機等地方，因為這些地方禁用手機；他們會頻頻查看手機，手機也必定常保開機，晚上睡覺時手機也不能離太遠。比起面對面講話，許多人比較偏愛通過電話來溝通。有些人對鈴聲和手機震動，還會出現幻聽和幻覺，另有些人會因為花錢購買手機或給手機加值而負債累累。布拉卡吉和戴普恩德表示，手機的功能日新月異，因此手機引發的問題也一直在變化。但一般來說，無手機恐懼症就是指：因與科技失去連線而出現的病態性懼怕。

布拉卡吉和戴普恩德指出，一支手機可以帶出許多不同的情緒涵義，可當作防護罩或盾牌，猶如幻想出來的朋友（imagined friend），也可作為避免社交的方式（兩位學者表示這就是「新科技矛盾處」的一部分，電子裝置同時讓我們可以連結和疏離）。二〇〇七年，人類學家安柏・凱斯（Amber Case）提出論證，認為手機可以讓我們在社會空間裡，占據一個「跨界」（betwixt and between）的位置，讓我們可以操控、形塑大眾眼中的自己。藉由編輯文字訊息、構圖拍照，我們可以管理想要說的話、想要呈現的東西。然而，手機通話會阻攔掉非聲音能傳遞的線

索，像是肢體的姿勢與臉部的表情等。只有處在這種中間的世界裡，無手機恐懼症患者才能感到安心，與他人實際接觸時，則會害怕被看透。

我們當中，有許多人會因為手機不在身邊，而感到不完整。二〇一四年，美國中西部有間大學做了實驗，要求四十位 iPhone 用戶，必須在不理會手機的情況下，玩 5 分鐘的找詞遊戲（word-search puzzle）。這群人之中，有些人被安置在周圍的小隔間裡，所以手機不在身邊，至於其他人玩遊戲的時候，手機就在他們的桌上。每位學生都是獨自進行遊戲，3 分鐘過後，研究人員撥打學生的手機，也就是學生報名時填寫的電話號碼。如同所給出的指示，所有參與者都刻意忽略手機鈴聲，但手機不在身邊的這一群學生，他們的血壓和心率上升情況，明顯超過手機就在桌上的另一群學生。此外當手機響起時，手機不在身邊的這一群學生，他們的認知能力下降的幅度也比較大，找尋詞的數量變少了，而且這群學生出現焦慮和不安的情況也比較多。研究人員提出的假設是，所有學生經由想像，已經與自己的 iPhone 手機連為一體，潛意識裡把手機當作身體延伸出去的一部分，因此無法看到手機的人，會因為身體有部分不在身邊而分心與感到不安。

不過，我們對手機的依賴越來越重，以致於非常難判斷手機造成的非自然癡迷情況。打從無手機恐懼症這個詞出現之後，我們開始使用手機購物、賭博、與陌生人安排約會、從一個地方導航到另一個地方、找醫師諮詢，以及

取得進入俱樂部、劇院、飛機、火車的門票，也用手機來看電影、運動賽事、電視節目，手機還能幫忙翻譯、追蹤新聞、刊登我們的近況消息、追蹤自己的健康與活動力、閱讀書籍、控制其他裝置、證明自己的身分、遠端監看住家和遠在他方的家人朋友、協助完成工作。懼怕移動式裝置不在身邊的情況，似乎已漸漸地不再那麼病態了，已成為相當合情合理的擔憂。

參見：孤單恐懼症、社交恐懼症、囤物癖、電話恐懼症

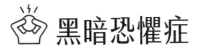

黑暗恐懼症

NYCTOPHOBIA

　　源自希臘文 nyx（夜晚），因害怕黑暗而造成失能的情況。佛洛伊德形容，黑暗恐懼症和懼怕孤單是我們人類經歷過的第一種恐懼；並表示，他曾聽聞過一位害怕黑暗的孩童，對著隔壁房喊：「阿姨，跟我說說話吧！我會害怕！」隔壁女士回答：「但這對你有什麼幫助呢？你又看不見我！」小孩回道：「有人講話的話，就變亮了！」這孩子黑暗的懼怕，其實是害怕一個人，佛洛伊德推測：「黑暗中所感受到的強烈感受，已遭轉換成對黑暗的懼怕。」

　　我們不是一生下來就害怕黑暗，畢竟我們出生之前，有好幾個月的時間，都是閉著雙眼在子宮裡晃動，其實我

們多數人是在 4 歲時才開始怕黑的。二〇〇一年，荷蘭有項針對小學生的研究，有 73％的學童表示害怕夜晚這段時間，7 到 9 歲的學童有 85％表示害怕夜晚。小學生的家長大幅低估了孩子懼怕的程度，因為家長接受訪問時，只有 34％的人認為孩子到夜晚會感到害怕。

懼怕黑暗的表現方式時常都是間接的：孩子可能只是要很久才會睡著，或者是就寢時間到了，很不情願被留在臥房裡。孩子焦慮的唯一跡象，或許就是他們談起會進到家裡面行竊的小偷、鬼魂或妖怪，又或許是他們晚上會哭鬧、會偷溜到其他人的床上。成人也是有同樣的情況，該恐懼症散播的情況，或許比我們認為的還要普遍，有時還會被解讀為失眠或是一般的焦慮病症。二〇一二年有項針對英國成人的調查，發現有 40％的回應者，表示害怕在家裡摸黑走路，有 10％的人說，就算半夜需要上洗手間，也不會願意起身。伊麗莎白女王一世（Queen Elizabeth I）就非常害怕黑暗，所以每晚都會找上一位侍女，陪伴自己睡在皇家大床上。

怕黑是與生俱來的，也是能夠察覺得到的感受，因為我們的夜間視力會變差，黑暗中容易被攻擊、能力會減弱、速度也會變慢。要是在半夜醒來，我們的雙眼要經過一番努力適應沒有光的環境，接著才能看到陰暗的輪廓，好似黑暗逐漸變成了一種物質。

「燈光昏暗時，兒童的眼睛要一直使力」，格蘭維爾・史坦利・霍爾於一八九七年寫道，「直到或許黑暗

具體化，好像可以觸摸到或是可以切開一般」。霍爾繼續寫道，我們害怕的或許是室外「偌大的黑暗」會跟野獸一樣把我們吞下肚，此時室內「微小的黑暗」就會是「封閉、窒息的」。一九四九年，心理分析學家喬治·德福羅（George Devereux）提出論證，認為夜間失去視覺會剝奪我們的重要盟友——自我，即有形實體（physical reality）。「害怕黑暗」，德福羅寫道，「某種程度來說，乃是種前兆表現（symptomatic expression），這是自我懼怕被本能力量制服的展現」。當我們的視力被奪走，空缺或許會被非理性的恐懼與渴望給填滿。

　　針對黑暗恐懼症，傑明·羅許有個非常簡單的治療方法。一七八六年，羅許寫道：「被黑暗刺激出來的畏懼，經由年幼時期的教育，或許可輕鬆獲得醫治，包含逼迫孩子不點蠟燭去睡覺，或是直到孩子入睡之前，都不準有人去陪伴。」以現代來說，心理學家比較可能會建議我們要安撫感到害怕的孩子，給孩子講故事，故事裡的主角克服了怕黑，又或是教孩子玩遊戲來減輕焦慮（牆壁上的影子動物、蒙住眼的尋寶遊戲）。我們可以教導兒童安慰自己，想像自己的英雄來陪伴自己度過例行的入睡過程：「G型神探（Inspector Gadget）要謝謝你幫助他完成任務，所以要給你一個勳章。等一下神探要把你帶回去裡面，卸下你這件特殊的臥底制服，讓你去睡覺。接著，你就會睡著……」

　　一九八〇年，以色列心理學家大衛·奇普（David A.

Kipper）的報告中，有兩位自行採取減敏療法醫治的黑暗恐懼症患者。一位是 21 歲的男性，時常做可怕的惡夢，他在以色列軍隊服役時，曾有過極為痛苦難忘的經歷。另一位是 13 歲的女孩，患上黑暗恐懼症已有五年的時間，但她僅有一個懼怕的回憶，當年 12 歲的她親耳聽到公寓隔壁鄰居被行竊的過程。兩位病患都不會待在黑暗的房間裡，天黑之後也不會出門。男性病患只在白天睡覺，小女孩則是堅持開燈，要有人陪才願意睡覺。

奇普帶著這位退伍軍人來到黑暗的街上，鼓勵病患心情放輕鬆，然後陪在病患身旁一起走。隨後，奇普先往前走十碼（約九公尺）後，才讓病患跟上他一起走。接著，奇普又再先往前走更遠一點，才又讓病患跟上。等到病患習慣奇普距離數百碼（約一百多公尺）後，奇普就躲起來，藏在預先規劃好的地點，直到病患前來找到他為止。這樣的過程持續了好幾週，一直到這位退伍軍人能夠在黑暗中走路。奇普發現，同樣的重複行為也醫治好這位 13 歲女孩的恐懼，只不過小女孩需要額外的治療，好讓自己在臥房裡感到安全：一開始同意小女孩房門半開，好讓光線透進來，接著每一晚就要求女孩把房門縫隙越關越小。

長久以來，黑暗成了非法活動的掩蓋，像是犯罪行為、煽動叛亂、性侵犯等，同時也成了罪惡與愚昧的隱喻。二〇二〇年，提姆・艾登索（Tim Edensor）在《再思黑夜》（Rethinking Darkness）一書中，記錄了文藝復興時期的科學家和哲學家，談論如何驅逐非理性的黑暗，同時

間裡，殖民主義者和傳教士正在積極啟蒙「黑暗大陸」非洲。基督教書籍認為光象徵救贖。聖保羅（Saint Paul）對以弗所居民（Epheisan）說：「你們曾經是黑暗的，但現在你們在主裡面是光，要以光的孩子行走。」行為心理學家約翰・博德斯・華生（John B. Watson）表示，孩提時期奶被媽灌輸了夜晚的恐懼，因為奶媽警告他，惡魔潛伏在黑暗裡，等著要把他綁去地獄。

艾登索建議，或許是時候來改造黑暗的形象了。在有電力點亮的世界裡，夜晚也可以是天堂。幽暗的洞穴、昏暗的房間，提供了隱私與親密感，也是可以躲避監視的空間。格蘭維爾・史坦利・霍爾在有關恐懼的文章中，呼喚起黑暗的創造力，寫道：「若不是黑暗，我們不會知道什麼是想像，所以黑暗是絕佳的想像鍛鍊，不然的話，眼睛就如耳朵一樣無法關閉，眼睛的畫面也如聲音一樣沒了夜晚。」美國大自然作家約翰・塔馬其（John Tallmadge）觀察發現，我們在黑暗之中，不只是能想像，還會有更加強烈的感知、聽力、味覺、嗅覺，身體「打開、放鬆、呼吸，把注意力往外擴展到這個世界，感覺植物的根進入土壤、枝葉展向空氣之中的感受」。我們應該要珍惜那份昏暗與不明。

參見：睡眠恐懼症、孤單恐懼症、海洋恐懼症、森林恐懼症

♡ 女子淫狂

NYMPHOMANIA

　　意指女性的性需求無法滿足，英文可追溯到希臘字 nymphē，係指年輕女性或是新娘。約莫一七七五年時，就在傑昂・巴替斯・路易・第撒克・畢昂必勒（Jean Baptiste Louis de Thesacq de Bienville）的文章 Nymphomanie 被翻譯成英文之後，英國與美國就採用了這個概念。歷史學家凱洛・格內曼（Carol Groneman）寫道，在這時的前一個世紀裡，女性往往被認為跟男性一樣很有性慾，而且女性的生殖能力也與性歡愉有關。不過，隨著社會越來越工業化，女性的角色被設定為妻子與母親，也被鼓勵要克己、犧牲，道德上要符合基督教福音中的純潔女性。女性若有任何一點性的意圖，那麼就會被歸類為過度需求：不單是想自慰的念頭，或是想與婚約外的人發生性行為，連想要與自己丈夫有更多（或是更加滿足）性行為也包含在內。

　　一八五六年，波士頓酒商的 24 歲妻子 B 太太告訴醫師荷瑞修・史托勒（Horatio Storer），自己春夢裡都是認識的男性；結婚七年期間，她每晚都會和年紀比自己大上許多的老公發生性關係，不過性事最近開始有點不順遂了，「他發現她的性事有障礙」，醫師寫道，「而她認為是他勃起有問題」。史托勒醫師給出的診斷認為是患上了女子淫狂，建議 B 太太節慾一段時間，避免攝取白蘭地

等刺激性飲食，同時還要停止寫作（B 太太當時在創作小說），並使用硼砂劑（borax solution）擦拭陰道。還警告 B 太太，如果她的幻想不停止，那麼可能會被送進精神病院。

數位醫師都同意女子淫狂是器官引起的疾病，但卻無法肯定病因是由生殖器官還是腦部引起的，但推測或許是兩者串連所導致的：女性生殖器官發炎時，便會一路從脊骨延伸，刺激到大腦，又或是反過來的作用影響。醫師遇到對性索求無度的女病患時，醫囑內容通常是鎮靜劑、冷水澡或是放血療法（例如：在會陰部放置數隻水蛭）。後來，仍是十九世紀，有數個病患接受手術治療，像是卵巢切除術、摘除陰蒂或是陰脣。

歷史學家莎拉・羅德里格斯（Sarah W. Rodriguez）注意到，有些醫師對於這種介入性療法十分謹慎。一八九六年，紐約布魯克林區的醫師約翰・波拉克（John Polak），診斷到一位面色蒼白憔悴的 29 歲女性，名叫麗茲（Lizzie B），被父親 B 先生帶到診療室。B 先生表示，十年以來，麗茲個性孤僻羞澀，不管是一個人還是在其他人面前，她都會在家裡連續好幾個小時坐著自慰，因此要求醫師移除女兒的陰蒂，也準備好承受所有的後果與責任，而波拉克醫師也只能勉強同意。三個月後，波拉克醫師很欣慰地在《醫療新聞》（Medical News）發表成果，麗茲「不再有舊習慣的渴望，看來比較開心，心理狀態也比較開朗了」，但這位醫師並沒有說明這些資訊的來源，

或許可能是來自 B 先生，畢竟這位父親替女兒的身體下決策這點是無庸置疑的。

　　一九二〇、三〇年代時，女子淫狂只被當成精神疾病醫治，認為是對性事過度渴求導致的心理損害。二次大戰結束之後，許多人開始質疑此種病症是否真實存在。一九五三年，亞佛烈德‧金賽（Alfred Kinsey）在《女性的性行為》（Sexual Behaviour in the Human Female）一書提出論證，認為女性想自慰、有性幻想都是很正常的。十年之後，亞伯‧艾里斯（Albert Ellis）與愛德華‧薩格因（Edward Sagarin）觀察發現：「常被稱作是女子淫狂的，往往是淫亂濫交，相對控制得好，對象可能會很挑的，但這種本質若出現在我們社會中的男性身上，幾乎每一位都會被認為是相對正常的情況。」一九六〇年，避孕藥合法化，降低了女性因外遇性行為而懷孕的風險，到了一九七〇年代，女性雜誌開始出現 happy nymphos（愉悅的女子淫狂）等字眼，如雜誌《柯夢波丹》；情色電影亦同，像《深喉嚨》。

　　女子淫狂看來，似乎是個可疑、不可採信的概念，專門是要讓女性的性慾變得瘋狂、可笑。「很常發生的是」，美國性治療師露絲‧魏斯太摩（Ruth Westheimer）在一九七〇年代觀察發現，「男性會這樣稱呼一位女性，那是因為這位女性比他自己還喜歡性愛」。

　　作為醫學名詞，女子淫狂與鮮少被診斷出來，對等的

男性病症「男子淫狂」（satyriasis），由後來的「性成癮」、「性強迫症」、「性慾亢進」所取代。但如何以數量斷定性需求過度仍是個難題，其中一種測量方式，乃是看看當事人是否會覺得自己的行為，會給自己或他人帶來傷害。二〇〇五年，紐西蘭調查了九百四十位全是 32 歲的男性與女性，當中有 13％的男性與 7％的女性表示，自己過去這一年有過「失控」的性活動，但這之中又只有 3.9％的男性與 1.7％的女性相信，這些性行為有影響到自己的生活。

二〇二一年，《情感疾患期刊》（Journal of Affective Disorders）刊登了一項義大利研究，發現到性慾亢進與重大創傷的經歷，在統計上有顯著的關聯性。該文作者認為，衝動性的性行為是面對心理折磨的失調性作法（dysfunctional strategy），因憂鬱與愧疚而起，這種症狀較常發生在男性身上。臨床心理學家理查·加特納（Richard B. Gartner）寫到，在一位性侵孩童的男性身上，此種心理機制如何是如何運作的。「性方面的愉悅感，他或許會感覺有些憂喜參半，因為肉體上的暢悅感肯定有部分會伴隨著難以忘卻的虐待經歷……渴求與人有交流，但又感到懼怕，認為性親密是讓自己感覺到被愛的主要時機，但卻把愛當作是種虐待，因此曾遭受性虐待的男性之所以會讓自己有性行為，往往是想透過頻繁、隨性、分離的性交來解決自己的難題。」此描述內容，或許甚至可以套用在一八九〇年代紐約布魯克林區的麗茲身上，那是種

重複性的呆滯性行為，而她的父親也是因為此強迫行為，所以決定讓麗茲上手術台。

參見：被愛妄想症、偏執狂

看牙恐懼症
ODONTOPHOBIA

　　我們之中約有 15％的人排斥接受牙齒治療，還有 5％五的人完全不願意去看牙醫；這對牙齒與牙齦會造成很大的損傷，有時也會影響身體健康。一八九七年，格蘭維爾・史坦利・霍爾把該種恐懼命名為看牙恐懼症，英文源自希臘文 odous，意指牙齒。

　　多數的看牙恐懼症患者都可以說出自己在牙科診療椅上的痛苦可怕經歷，或許正是被這些經歷嚇到，才會懼怕打針，也怕電鑽的聲響。這些人也畏懼作嘔、嗆到、昏倒的感覺，又或是張大嘴讓陌生人在嘴裡東挖西挖的無助感。畢竟，牙醫在做檢查時，我們不能講話，也很難吞嚥，舌頭和雙唇都得保持靜止不動，而且牙醫是在我們看不到的情況下，在我們的嘴裡施工，拿著尖銳吵雜的工具又磨又刮又敲。

　　艾薩克・馬克思與蘭道夫・尼斯分析探討焦慮的演化起點，解釋我們懼怕看牙乃是從古老、自我保護的衝動之

中，所發展出來的好結果。正如同具備閃避感染的本能一樣，我們很快就知道了要畏懼牙醫，因為我們得為避免傷害做好準備。「當新的威脅與以前的威脅有關聯時，頭與心會更容易串聯」，馬克思與尼斯說道，「當頭與心串聯了，那麼威脅的畏懼感可能就很容易出現，但卻往往以未經調適的方式展現出來」。

為了減緩看牙恐懼症患者的焦慮，牙醫可能會先解釋、演示他們接下來要做的事情（解說、示範、操作法），以及病人可能會出現的感覺（感知資訊），還有在醫療過程中如何喊停（比個雙方都清楚的停止訊號）。對針頭、電鑽已出現畏懼病症的病患，牙醫可能會建議曝露治療法，希望患者可以學習放鬆、轉移注意力的技巧，或者甚至是使用苯二氮平類或笑氣（nitrous oxide，牙科麻醉止痛的氣體）來降低焦慮感（一八四四年，美國牙醫霍瑞斯‧魏爾斯／Horace Wells 是首位使用笑氣醫治病人的醫師）。然而，要是有個人閃避牙醫多年，那麼得做的相關措施範圍可能會更廣，也會加重恐懼症的情形；這種時候，看牙恐懼症患者可能會選擇以靜脈注射鎮定劑，或是用一般麻醉來讓自己失去知覺，這樣牙醫就可以在患者的嘴巴裡從事複雜精密的作業了。

參見：血液、注射、傷口恐懼症、窒息恐懼症

♡ 購買癖

ONIOMANIA

　　一八九二年，由法國精神學家瓦倫丁・馬格儂（Valentin Magnan）命名而得，英文源自希臘文oninēmi，是銷售的意思；一九〇九年，德國精神學家艾米爾・克瑞培林（Emil Kraepelin），把這個英文單字納入其著作，那是一本深具影響力的精神學教科書。克瑞培林所描述的「購買狂熱」，已遭衝動型購物（compulsive shopping）、花錢狂（spendaholism）、購物狂（shopaholism）、衝動性購物疾患（compulsive buying disorder）等用字所替代。一九九〇年代，美國做了第一個流行情況的調查研究，發現2％到8％的人口是衝動型購物者，多數是收入相對較低的年輕女性，而網路購物大幅降低了衝動性購物的門檻。

　　亞伯拉罕・林肯（Abraham Lincoln）的妻子就是一位會衝動購物的人物；一八六一年至六五年間，也就是林肯任職總統期間，總統夫人大肆整修白宮裡裡外外公開與非公開的空間，以致於國會得通過兩項法案來支付花費。就在北美爆發南北對峙的內戰期間，瑪麗・托德・林肯（Mary Todd Linclon）囤欠了大筆債務，購買她最喜愛的珠寶品牌高爾特兄弟（Galt & Brothers），有金鐲子、鑽戒、嵌滿寶石的胸針、扇子、茶匙。有好幾位歷史學家推測，這位第一夫人的購買癖算是精神病症的一部分──除

了會頭痛，情緒會波動起伏之外，還會突然爆發，這些應該都是躁鬱症（bipolar disorder）的癥狀。林肯夫人的衝動問題，可能是由哀傷而起，因為她的四個兒子，有三個都早早過世；一八六二年，年僅 12 歲的威利（Willie）死亡時，林肯夫人有數個月的時間完全無法正常過日子。

購物可以消除空洞、消沉的感覺。「當我購物的時候」，二○○九年麗貝卡‧布盧姆伍德（Becky Bloomwood）在電影《購物狂的異想世界》（Confessions of a Shopaholic）裡說明，「世界都變好了，當下變好了，但好的感覺隨後會消失，所以我就得重新再來一回！」購買交易成立的瞬間，購物的人同時表達了慾望，也滿足了渴望。脆弱與勝利，兩個版本的自我短暫共存──想要與擁有、渴求與滿足。擁有一件物品並不是重點，最要緊的點是在於購買。英國心理分析學家達理安‧利德（Darian Leader）記錄一位病患花費了成千上萬英鎊購買服飾，但卻壓根兒都沒有從袋子和盒子裡拿出來過。這些東西是「我可以成為那種人的服裝」，病患告訴利德，「衣櫥裡的都是尚未啟用的工具」。衣服裝好裝滿，這樣就能保有原本的力量，仍具備購買當下滿滿的想像與期望。

參見：贈與癖、偷竊癖、偏執狂、囤物癖

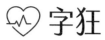 字狂

ONOMATOMANIA

　　字狂乃是指特別著迷於某個字。一八八五年，法國精神學家傑昂‧馬丁‧夏柯（Jean-Martin Charcot）與瓦倫丁‧馬格儂，從希臘文 onomato（字）創了這個病症的名稱，並提出三種疾患呈現的形式：痛苦尋找某個遺忘的字；像唸咒語般想重複某個字的衝動；害怕聽到或講出某個覺得很危險的字。一八九四年，丹尼爾‧哈克‧圖克在〈迫切的念頭〉（Imperative Ideas）一文裡，描述到一位年輕的英國女性 B 小姐，由於非常討厭一位認識的男性，不喜歡到連唸這位男子名字的音節都感到厭惡，連男子過世之後，B 小姐只要聽到這個字，就得從手臂開始一直清洗到雙手。字狂患者認為某些字詞具有神奇的力量；或許是為了讓病患匿名，或許是為了尊重病患的禁忌，圖克並沒有揭露是哪個單音節詞困擾著 B 小姐。

參見：回文恐懼症、計算癖、長串字恐懼症、偏執狂

剔甲癖

ONYCHOTILLOMANIA

　　一九三四年，波蘭皮膚科醫師楊‧阿爾凱思（Jan

Alkiewicz），把有害的剔、拔、銼手指甲或腳趾甲行為命名為剔甲癖，英文源自希臘文的 onyx（指甲）與 tillo（拔）。儘管咬指甲和摳指甲算是很常見的習慣，但嚴重的剔指甲行為卻是相當少見。二〇一三年，波蘭華沙（Warsaw）有項調查，在三百三十九位醫學生當中，只找到三個案例，盛行率少於 1％。就跟拔毛髮和摳皮的人一樣，剔甲癖患者會在身體表層又拔又摳，即在介於「本身原有的」與「多出來的」之間的邊界地帶探索，把長出身體之外的肉體給摳掉。

T 是位已婚的 37 歲工程師，育有兩個孩子；二〇一四年時，因為剔甲癖，來到威斯康辛大學密爾瓦基分校（University of Wisconsin-Milwaukee）接受治療。T 告訴心理學家，自己打從 10 歲開始就一直在摳指甲，媽媽和妹妹也都有同樣的習慣。T 會摳腳和手的指甲，為了方便用來摳其他指頭，刻意讓兩個大拇指留得比較長；用大拇指輕撫指尖，尋找「盾牌上的裂縫」刮除、按壓、拔掉都是可以用來挖出細小指甲的方式。

當剔甲行為被阻止時，T 會感到很緊繃，摳指甲就是可以讓他感到放鬆；他本人表示每天有八或十小時的時間都在摳指甲，還會因為好玩，啃咬拔下來的指甲吃下肚。上班時間，為了掩飾自己的行為，T 會把雙手放在背後或是桌下。T 的指甲已經嚴重受損，兩根中指的指甲肉有75％都已經露了出來，還有兩根腳趾頭完全沒有指甲。

T 看到自己的狀況，感到很不開心，羞愧指甲變形，氣自己無法控制行為，厭煩這個習慣影響到生活。由於腳趾甲長得不好，所以不好意思帶孩子去游泳，工作時也會避開在同事面前伸出手來做事，就是害怕大家會被殘缺的手指頭給嚇到。

　　T 在密爾瓦基分校的心理學部門，接受為期八個月的習慣反向療法（habit-reversal therapy）與其他行為療法，在心理學家的陪伴下，規劃一系列的介入方法後，T 知道要「毀掉剔甲的工具」，遂剪短、磨平拇指頭的指甲，開車時戴上手套，工作時手捏壓力球，看電視時把做為「目標」的指甲給包起來，另外改啃咬芹菜和牛肉乾。心理學家指出，療程結束時，T 嚴重受傷的指甲肉已經恢復知覺，指甲長回來一些，也能夠帶孩子到公眾游泳池了。

參見：皮膚搔抓症、拔毛癖

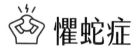

懼蛇症
OPHIDIOPHOBIA

　　蛇類總是讓人聯想到驚嚇與恐懼。在古希臘羅馬、印度、中國、墨西哥、埃及的神話故事裡，蛇是天神，也是怪獸。《聖經》裡，伊甸園裡的那隻蛇，為人類帶來了知識、羞恥、毀滅。現在而言，我們當中有一半的人

會因為蛇而感到不安，約有 6％的人對蛇格外感到畏懼。一九一四年，格蘭維爾・史坦利・霍爾形容這種病症——世界上最為普見的特有恐懼症——就是懼蛇症，英文源自希臘文 ophis，蛇的意思。懼蛇症病患懼怕蛇類蜿蜒前行的模樣，也怕蛇發出嘶嘶的聲音、閃現的舌頭、無鱗無手腳的身體，還有完全不用眨眼，一直盯著看的樣子，更是討厭蛇在地上快速滑過的速度感。

　　三千五百種已知的蛇類當中，有六百種是有毒的蛇，且每年都有十萬人因為被蛇咬而喪命，所以我們會怕蛇，看來也是相當合理。查爾斯・達爾文曾到倫敦動物園測試過自己的理論，因此認為會有這樣的反應是種本能，乃是超乎意識的控制。一八七二年，達爾文指出：「我把我的臉貼近動物園的厚實玻璃窗，那裡關著一條非洲鼓腹巨蝰（puff-adder），下定決心想說就算這隻蛇攻擊我，我也不會退縮。可是攻擊一來，我的決心立刻就瓦解。我以驚人的速度，往後跳了一、兩碼（約一公尺多）。面對我從未經歷過的危險想像，我的意志力與理性毫無用處。」

　　達爾文嘗試把蛇造型的填充娃娃，放到動物園靈長類園區裡，想看看黑猩猩會不會跟他一樣害怕到往後退；寫道：「引發的激動場面是我見過最為奇怪的一次。」猴子「猛力打擊他們的牢籠，發出尖銳的哭喊聲，示意危險的信號」。後來，達爾文又拿來一隻老鼠、一隻烏龜、一條死魚，但幾乎都沒有引起什麼反應。因此他便猜測，人類和黑猩猩演化出一種與生俱來的分類系統，對特定生物才

會引發畏懼的反應。這或許可以解釋為什麼沒有毒蛇出沒區域裡的靈長類動物，對蛇不會出現懼怕反應，馬達加斯加的孤猴（lemurs）即是一例。

一九八〇、一九九〇年代，威斯康辛靈長類研究中心（Wisconsin Primate Research Center）的心理學家蘇珊·米尼卡（Susan Mineka）的實驗，發現在實驗室裡長大的小猴子，並不會害怕蛇類，不過給猴子看了其他猴子看到蛇就逃跑的影片後，這些小猴子立即知道要害怕蛇了。當影片透過移花接木，內容變成其他猴子對花朵、兔子有明顯的畏懼反應後，實驗室的小猴子調適焦慮的速度變慢了；但小猴子看來至少是傾向學會，並保有怕蛇的態度。進一步的實驗顯示，比起找出青蛙、花朵或是毛毛蟲，小猴子也能更迅速看到草叢裡的蛇。

一九九〇年代，瑞典一處實驗室裡，阿尼·奧曼（Arne Öhman）給受試者人類，觀看蛇的照片，僅以三十毫秒的速度快速閃過，緊接著就出現其他照片，為的是要遏止前額葉皮層消化處理蛇的畫面，因為通常就是前額葉皮層負責處理視覺刺激。縱使有這麼一層「屏障」，患有懼蛇症的人看到蛇的照片時，身體還是會出現反應，如：流手汗，這就證實了這種恐懼乃是相對獨立於意識的認知。奧曼把這種反應歸因於杏仁核內獨立存在的生存迴路（survival circuit），早在前額葉皮層演變之前，大腦內的杏仁核就已經存在了。二〇〇三年，奧曼與米尼卡合作發表文章，兩人證明了人類和猴子面對特定威脅時，會

快速準備好偵測與反應。

　　琳恩・伊斯貝爾（Lynne Isbell）是動物行為學家，也是人類學家，二〇一一年於《果實、樹與蛇》（The Fruit, the Tree and the Serpent）一書提出觀點，認為蛇所帶來的威脅，形塑了人類大腦的演化。伊斯貝爾表示，當亞洲和非洲出現有毒蛇類時，蛇就成了獵殺我們祖先的首要對象，蛇體型小，夜間行動，跟鼴鼠一樣，主要是靠嗅覺行動的生物。能夠躲過蛇的靠近且存活下來的生物，皆發展出比較好的視力、日間運作的能力、視覺與畏懼系統的整合運用。比起其他生物，這一類生物的腦部演化出比較多的皮質，擁有較強辨識破解視覺與往來的線索，變得不只是能夠揪出蛇，還會警告其他生物有危險，學會透過以比畫的方式來溝通，也就是語言發展的關鍵前兆。

　　伊斯貝爾的語言演化理論有所爭議，但如果她是對的，那麼蛇的到來就是刺激皮質起變化，好讓我們會使用文字、想像與反應。哲學家史蒂芬・阿斯瑪（Stephen T. Asma）指出，人類腦部的這個部分「讓我們的記憶、想法、目標、情緒暫時移開，可以說我們在心智的平行範圍裡，去處理、娛樂牠們。於是熱帶地區草原上的可怕猛獸脫離了當下，改出現在山洞壁畫與傳說故事裡，而我們就毫無限度地渲染」。或許就是多虧了蛇類，我們對物種的認知與想像世界才得以擴張。現今，面對危險，不只是會有特定的直覺行為反應，而且我們也會分析、解讀、創造、誇大自有的焦慮。我們會幻想、有記憶、有想法，也有感

覺，而且我們還會有恐懼症。

參見：蜘蛛恐懼症、動物恐懼症

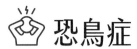 恐鳥症
ORNITHOPHOBIA

　　二〇一二年，英國天團「一世代」（One Direction）的奈爾‧霍蘭（Niall Horan）坦承自己非常怕鴿子，他告訴記者「有次有隻鴿子還飛進我廁所的窗戶，當時我在小便，牠竟直接朝著我飛來，真是夠了！我覺得鴿子就是很會針對我！」一世代前往美國巡迴表演時，保全人員得到戶外場地驅趕鳥類。團員哈利‧斯泰爾（Harry Styles）也證實了這一點，「奈爾真得非常怕鴿子！我們都得保護他！」

　　加拿大詩人戴爾‧卡瑟拉爾（Dell Catherall）把自己懼怕鳥類的原因，歸咎給孩提時期發生的兩起意外。第一次是在試穿芭蕾舞裙時，被一隻綠色的虎皮鸚鵡攻擊。第二次是與父親到溫哥華附近的濠灣（Howe Sound）釣魚時，她的桿子不小心鉤到一隻海鷗。這隻鳥大叫、掙扎，擺扭著翅膀，拍打小船船尾，此時父親努力要把鉤子從鳥腿上拔起來，但一群生氣的海鷗卻開始往船這邊俯衝，對父親的臉和脖子又啄又撕。此時還是小女孩的卡瑟拉爾，

拿起船槳瘋狂擊打這群海鷗。等到順利解開被鉤到的海鷗之後，卡瑟拉爾被父親流著鮮血的雙臂抱在懷裡，此時她對鳥類的敵意也已成形。

英文 ornithophobia 源自希臘文 ornis，意指鳥類，這個病症常會施以曝露療法。二〇一五年，英格蘭有個三天療程，鼓勵參與者先到公園給鳥餵食飼料，然後再到鳥舍與溫馴的鴿子相處，接著還要去農園抓隻火雞來上秤，最後則是要讓猛禽——如：隼、鷹、貓頭鷹、禿鷲——飛跳到他們的手上。

一九六三年，亞佛烈德·希區考克的電影《鳥》（The Birds）則是誇大加劇了此種恐懼症。這部電影改編自達芙妮·杜穆里埃（Daphne du Maurier）的短篇故事，內容是作者在英格蘭康沃爾郡（Cornwall）看到成群海鷗俯衝攻擊農夫後所完成的作品。電影裡頭，渡鴉、海鷗、烏鴉在加州包德嘉灣（Bodega Bay）襲擊人群，劇中角色互相懷疑彼此，認為與鳥群的惡意行徑有關。「為什麼這些鳥會這樣？」一位當地婦女直指是因為最近才來到當地的米蘭妮·丹尼斯（Melanie Daniels，由緹琵·海德倫／Tippi Hedren 出演）的關係，「他們說，妳到這裡來的時候，這起事件就開始了。妳是誰？妳是做什麼的？妳是從哪裡來的？我想妳就是這一切的起因！妳是惡魔、惡魔！」這部電影裡，佛洛伊德派對恐懼症的闡釋似乎成了現實，即隱藏的感受被投射到外部物品之上，好似夢境緊緊占據了真實世界，幻想操控著現實。這些生物的暴力行徑，正是

某些被禁止的東西、爆炸性的行為，外顯出來。

一九九八年，英國心理分析師亞當‧菲立普（Adam Phillips）提出論證，指出恐懼症讓我們周遭的世界變得鮮活，把意義與戲劇性事件出借給這個世界。菲立普寫道，恐懼症是「一種屬於潛意識的隔閡、疏離技能……一種讓平凡事物與環境充滿能量與情感」。菲立普用一隻鳥做解釋：「被一隻鴿子嚇到，就是煥然一新的手法。」希區考克只是實現這麼一種轉變，讓電影裡充斥著妄想症與不確定性，刺激疏離感產生。

參見：雞蛋恐懼症、羽毛恐懼症、動物恐懼症

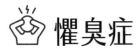

懼臭症

OSMOPHOBIA

英文源自希臘文 osmē，乃是對特定氣味感到反感。根據二〇一七年某項調查，偏頭痛的人有超過一半也都有懼臭症；這些人最討厭的氣味是香水（有88％的案例），其次是菸味（62％）與食物的味道（54％）。

有些人因染上新冠病毒而喪失嗅覺，但特別討厭特定的味道，病情痊癒之後就成了懼臭症患者。二〇二一年，有位女性在名為「Covid-19 嗅味覺喪失」（Covid-19 Smell and Taste Loss）的臉書社團上寫道：「葡萄酒聞起

來像污水。氣泡酒普羅賽克（Prosecco）聞起來更是可怕！」另一位社團成員與男友親近時，聞到不舒服的討厭味道，為此感到非常緊張，她自己也很好奇：「要是說臭的是我呢？」「到底那股臭味是我，還是他？」第三位成員則是很有自信地認為，發出擾人氣味的是伴侶不是自己：「他原本的味道會讓我想要占有他，但現在則是會讓我想吐。」

參見：嘔吐恐懼症、懼音症

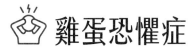

雞蛋恐懼症

OVOPHOBIA

　　導演亞佛烈德・希區考克表示，自己還有雞蛋恐懼症（英文源自拉丁文 ovum，蛋的意思）。一九六三年，就在電影《鳥》上映之後，希區考克告訴義大利記者奧里亞娜・法拉奇（Oriana Fallaci）：「我很害怕蛋！是比害怕還要糟糕的程度，蛋讓我感到厭惡。那顆白白圓圓的東西，上頭沒有缺口，把蛋打破的時候，裡頭黃黃、圓圓的，也是沒有半個空隙……噁！」一顆蛋，本身是一個完整表面，也是一個完整內臟構造，不管是一整顆，還是打破的、帶殼的、黏稠狀的，完全都無法看透，相當完整無缺、很可怕！「蛋黃打破後，流出的黃色液體，

你有看過比這個還要噁心的東西嗎？」希區考克問法拉奇，「血會讓人感到愉快，但是蛋黃是黃色的，很噁心！我從來就不吃！」把蛋黃戳破，看起來那濃厚、閃亮的液體就會流出來。

希區考克告訴法拉奇，蛋不只是他的恐懼症，還表示，其實他是法拉奇遇過「最害怕、怯懦的男人」。希區考克更聲稱，每晚都會把自己關在臥房裡，「門外感覺有瘋子，正等著要撕裂我的喉嚨」。同時，也告訴法拉奇，他非常害怕警察（11 歲時，有天晚回家了，父親就把他交給警察並關在牢籠裡），此外也怕人群、竊賊、爭吵、暴力、黑暗、星期天（他解釋，因為以前父母會在週日晚上六點把自己送上床後，出門去餐廳用餐）。希區考克也說很怕看自己拍的電影：「我從不看自己的電影，我不懂為何大家能夠忍受看完我的電影。」

希區考克曾告訴許多位記者自己有多討厭蛋，但是，就跟許多他說過的話一樣，這個主張既是個事實，也是個挑釁。即便是在接受法拉奇的訪問，他也會說起自己很喜歡妻子艾瑪（Alma）做的舒芙蕾，另外還跟自己自傳的作者約翰‧羅素‧泰勒（John Russell Taylor）談到以前當皇家工兵（Royal Engineers）時，會吃水波蛋烤吐司。泰勒說：「誒！你說過你不吃蛋的！」希區考克不情願地承認：「是這樣的，我想我很年輕的時候，是有吃過一兩顆蛋。」

當希區考克給記者法拉奇列完自己的各種懼怕之後，

法拉奇挑戰道：「希區考克先生，這沒有邏輯呀！其實，你的電影也沒有邏輯可言。以邏輯的角度來說，你沒有一部電影經得起檢驗。」

「同意，但邏輯又是什麼呢？沒有比邏輯還更蠢的東西了！」希區考克輕輕地說道。

參見：嘔吐恐懼症、恐鳥症、爆米花恐懼症、羽毛恐懼症

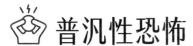

普汎性恐怖

PANTOPHOBIA

一九二九年，心理分析學家威廉‧斯泰克爾記錄一位19 歲的維也納學生「賀曼 G」（Hermann G），是飽受「普汎性恐怖」（英文源自希臘文 pan，全部的意思）之苦的病患。賀曼告訴斯泰克爾，自己怕吃肉、怕出門上課、怕站在窗邊，也怕有妓女經過身邊就染上梅毒，所以他出門的時候會盡力屏住呼吸。終究，賀曼害怕的其實是自己。賀曼不喜歡看到刀，以免自己會想要拿刀刺向姊妹手足，他也不喜歡一個人待在房間裡，以免自殘。斯泰克爾一路追溯賀曼的焦慮問題，追到他妹妹葛麗特（Gretel）過世，當年他 13 歲。賀曼坦承，他一直都很嫉妒葛麗特，妹妹生病時，他還默默希望妹妹死掉。葛麗特過世之後，賀曼聽聞妹妹曾在公園被一群士兵誘拐，所以他便猜測妹妹是

不是因為染上梅毒而死去的。斯泰克爾得到結論，認為賀曼患有多種恐懼症，全都根源自對葛麗特的悔恨自責，並擔心自己會遭到處罰，承受同樣的命運。

參見：特定場所畏懼症、無畏無懼恐懼症、被污恐懼症

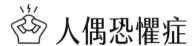 人偶恐懼症

PEDIOPHOBIA

　　懼怕玩偶，英文源自希臘文 paidion，意指小孩或是小孩人偶。人偶恐懼症的經典心理分析研究，乃是利奧・蘭傑爾（Leo Rangell）在一九五二年發表的作品「玩偶恐懼症分析」（The Analysis of a Doll Phobia）。文中描述一位很不開心的已婚男性，38 歲，來自費城的統計學家，從孩提時期就開始非常畏懼玩偶。這位統計學家害怕「小孩子玩的玩偶」，蘭傑爾寫道，「也怕人體模型、櫥窗擺設用的假人、木偶、雕像碎塊、各種人形的小工藝品。此外菸灰缸或燈架有可能雕刻成人的形狀，肥皂也可能做成小動物的造型，因此隨便任何一樣這種物品都是威脅，都是他的敵人。」蘭傑爾的理解是，一個人有多麼懼怕某樣特定的東西，就會特別癡迷於那樣東西：「某方面來說，他與該件物品融合為一。為了避開該物品，他就會先把東西找出來。」

　　蘭傑爾明白自己的病患，特別害怕用陶瓷、石膏、骨瓷製成的玩偶，因為它們可能會破掉，然後就露出空洞的身體。這位統計學家也很畏懼看起來很真實的玩偶：「特別是這人形物品會『活過來』，或是模擬人的動作」，蘭傑爾寫道，「那是最可怕的時候了！」這位病患告訴蘭傑爾，橡膠很討厭，因為很平滑，又很像肉，然後賽璐珞（celluloid，一種合成樹脂）更糟，因為濕的時候可以彎曲，也可以拉扯，還有就是臘和肥皂，會變形、消融、消失，是最糟糕的了！

　　這位統計學家接受了七百小時的心理分析治療，前後共計三年，治療過程中，他與蘭傑爾一起探索自己的夢境與記憶，結果發現這位統計學家對於自慰感到非常罪惡羞恥。因此，蘭傑爾得到的結論是栩栩如生的玩偶會讓他想起勃起的發生，而勃起這件興奮的事情，會讓這位統計學家擔心招來可怕的處罰。「那個想躲開的玩偶，正是分離的陰莖」，蘭傑爾寫道，「很不想但還是會聯想起閹割」；不過，玩偶也是會「依序輪流，或是同時」代表許多其他物品，如這位病患的「糞便、身體全部、他母親、一般女性、女性生殖器官、另一位男性的（父親的）陰莖，以及某個小女孩幻想中的陰莖」。恐懼對象，會點燃多重畏懼與執著。

　　隨著心理分析進行，這位統計學家也到診療室以外的地方測試自己。當妻子在皮草店試穿大衣時，他就坐在一尊人形偶旁邊。在當地的博物館裡，他伸手與查理・卓別

林（Charlie Chaplin）的雕像握手。到岳母家時，他伸手輕摸衣櫃裡的縫紉用人體模型。在家裡的時候，他也鼓起勇氣觸摸婚禮蛋糕上的新郎與新娘，那是妻子特意從他們婚禮上留下來的。當發現自己的恐懼症逐漸褪去，這位統計學家感到很開心。

蘭傑爾文中最後還提到另一位病患，一位很受歡迎的木偶師，終其一生都為了他的木偶在付出：「製作木偶、給木偶打扮、跟木偶玩耍、展示木偶」。一次表演結束之後，木偶師邀請觀眾到後台欣賞他的創作，「木偶師這時很緊張地坐著椅子上咬指甲，帶著複雜的心情看著大家。混合著無比的驕傲與滿足，外加上折磨人的焦慮感，他深怕有人傷到自己珍貴收藏，哪怕是一丁點也不行。」蘭傑爾寫道，對人偶恐懼症患者與熱愛使用情趣娃娃的人（pediophile）來說，玩偶「匯集了個人潛意識裡的強烈情感與價值，藉由迴避這個象徵物便可以獲取平衡與寧靜，這是一種情況，另一種情況則是能夠擁抱、享受玩偶」。

一九〇六年，德國精神學家恩斯特・詹池（Ernst Jentsch）找到玩偶的怪誕之處，就是它看起來似乎很真實，就像蘭傑爾那位統計學家病患所厭惡的橡膠或蠟製玩偶。詹池觀察發現，為了營造出神祕且難解釋的文學效果，作家只需要「給讀者留下不確定性，搞不清楚到底故事中某個角色是人類還是機械人」即可，並表示，玩偶是可怕的，因為有著模糊不清的感覺，游移在不同的存在種類之間。

　　一個得到某人投注生命的玩偶，可能會特別讓其他人感到不自在。一九二〇年代，倫敦有位喜愛女扮男裝的快艇選手，百萬富翁瑪麗安・芭芭拉・喬・卡斯特爾（Marion Barbara 'Joe' Carstairs）。卡斯特爾有尊 30 公分高叫陶德・沃德利勳爵（Lord Tod Wadley）的皮製玩偶，走到哪都會帶在身邊，為它在倫敦薩佛街（Savile Row）訂製服飾，也為它在庫斯銀行（Coutts Bank）開立帳戶。「我們就是一體」，卡斯特爾會這樣說，「它就是我，我就是它」。一九三〇年代，卡斯特爾買下一處巴哈馬島嶼，當地的五百名居民很習慣看到「這位老闆」，和沃德利騎著摩托車快速飛馳而過，這尊沃德利就像是巫毒迷戀的物品，一直待在卡斯特爾身旁。隨著時間過去，這尊玩偶開始老化，皮革變黑又裂開。卡斯特爾的眾女友們都很懼怕沃德利，有位女友說道：「它看起來很真，就像是死去的某樣東西。」

　　一九七〇年，日本機器人學家森政弘（Masahiro Mori）構想出一套攸關畏懼玩偶的理論：森政宏表示，長相越真實的玩偶，人越是會被吸引，但當玩偶太過真實了，那麼人就會感到非常不安。森政宏還畫了一張圖，說明人類與非人類之間模糊差異的點在哪裡，也就是我們被人形玩偶吸引，但卻突然變成反感的轉折點——森政宏稱之為「神祕的山谷」（Uncanny Valley），因為圖表上呈現出驟降的形狀。森政宏提出這套理論的時候，科學家還沒有發明出人形機器人；森政宏的初衷乃架構在自己厭惡

玩偶，以及自己的義肢手上。「打從小時候開始，我從來就不喜歡看到蠟製雕像」，森政宏說道，「對我來說，這些雕像有些詭異。那個時候，電動義肢手還沒有出現，但這類雕像會在我身體裡面引發同樣的感知」。

有個人偶恐懼症接受嫌惡治療法的例子，過程相當心驚膽跳。二〇一三年，兩位印度精神學家在治療 12 歲的 A 小姐。這位小女童的媽媽，向當地一間身心診所的治療師解釋，小女童不是畏懼全部的玩偶，她只害怕一個玩偶。他們位在古吉拉特（Gujarat）家中，放置在玻璃櫃裡一尊有著閃爍雙眼的娃娃。當 A 小姐看到這尊娃娃時，她會驚聲尖叫，哭喊跑走。治療師請這位母親帶女兒來診所，進行一堂嫌惡治療，並要母親偷偷帶來這尊娃娃。

治療師在診所與 A 小姐諮商過後，請她緊閉雙眼，然後從抽屜裡拿出娃娃，放在女童的身後。女童在猜測身後物品的過程中，開始大聲尖叫。治療師提醒小女童，不管怎樣她都無法離開這個房間。小女童繼續尖叫，然後就哭了。十五分鐘過後，小女童問是不是可以張開眼睛，說道：「我不怕這個娃娃了。」小女童睜眼直接望向娃娃閃爍的雙眼。「我也不懂」，小女童表示，「為何我會這麼怕這個娃娃」。小女童臉上帶著笑容，當治療師把娃娃丟給小女童時，她還是繼續保持著笑容，然後還把娃娃丟回給治療師。過了五分鐘，小女童就回到母親的身邊，顯然是治療好了。

一年過去，A 小姐表示害怕的感覺沒有回來。該篇文章作者的結論是：「以曝露療法為基礎的方法非常有效，病患以系統性方式來面對自身所懼怕的物品。」但兩位精神學家似乎沒有詢問 A 小姐，原本害怕玩偶的心，是不是被新的恐懼所取代——或許，改害怕起治療師了。

參見：小丑恐懼症

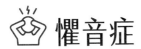 懼音症

PHONOPHOBIA

二○一○年，馬來西亞彭亨州（Pahang）有位 12 歲女童，因為懼怕噪音，被引介到國際伊斯蘭醫院（the International Islamic Hospital）的耳鼻喉科。女童父母表示，有一年女兒聽到中國新年施放的炮竹聲之後，就變得非常敏感，連對一般噪音都反應極大，好像都非常大聲似的。女童表示腦中有很尖銳的噪音，還會有很煩人的嗡嗡聲響。女童也無法忍受塑膠袋沙沙作響，更別提氣球爆破的聲音。出現這種噪音時，女童心跳會變快，身體會顫抖、流汗，還會尖叫。女童的症狀越來越嚴重，還排斥上學，也不喜歡與人交流。

在確認過女童的生理對噪音沒有特別敏感後，數位醫師給出的診斷是懼音症（英文源自希臘文 phonē，意指

人聲或聲響）。醫師推測，女童的妄想恐懼是在潛意識裡產生的，乃是一種自我保護的機制：突然出現的巨大聲響表示可能有危險，這是女童先天的畏懼感，而被炮竹聲響嚇到，則是加劇了這份恐懼。心理學家每隔一週就醫治女童，方法包含「心理教育」（女童與其父母皆有）、放鬆的技巧、曝露療法的漸進式減敏。歷經三個月的療程，女童已經能夠與家人到餐廳用餐，六個月後，女童已能忍受嘰嘰聲、破裂聲、炮竹煙火聲響。

　　有些人聽到像是咕嚕聲、咀嚼聲、吸鼻涕聲，或是包裝清脆的沙沙聲，就會感到恐慌、生氣。有份二〇一七年的研究，發現這種會使人發怒的懼音症——稱為恐音症（misophonia），即痛惡聲響——乃是前導皮質（anterior insular cortex）過度活躍所致，而前導皮質在腦內則是負責把感知連結上情緒。新冠疫情解封之後，有些人發現自己對聲音的敏感度變嚴重了。舉個例子，二〇二一年的夏天，警察被叫來介入處理一場激烈的口角，而引爆點在東薩塞克斯郡貝克斯希爾鎮（Bexhill, East Sussex），一位居民指責鄰居吃飯太大聲了。

參見：雷電恐懼症、氣球爆破恐懼症、懼臭症、安靜恐懼症、電話恐懼症

♡ 錢財妄想症、冥王星狂熱

PLUTOMANIA

十七世紀時，該英文單字源自希臘文 ploutos，意指財富，用來描述樂此不疲的追求錢財。蘇格蘭作家湯瑪斯·厄克特爵士（Sir Thomas Urquhart）曾為當代的錢財妄想症患者感嘆道：「他們被錢財瘋狂驅使，被這世界的垃圾所支配。」一八九四年，美國《論壇期刊》（The Forum）裡，這個字被用來形容坐擁財富的幻覺：自以為很富有的錯覺。一九三○年，另一種 plutomania（冥王星狂熱）席捲全美，也就是當年輕太空人克萊德·湯博（Clyde Tombaugh）在美國亞利桑那州的羅威爾天文台（Lowell Observatory），發現了太陽系的第九顆行星（英國 11 歲女童，因提議以掌管冥界的羅馬神祇來命名冥王星／Pluto，而獲贈五英鎊）。

由於這一顆新星的緣故，美國進入瘋狂狀態；成千上萬人到紐約的美國自然歷史博物館（American Museum of Natural History）參觀冥王星的秀展，同時媒體也爭相採訪湯博，並印製圖表協助讀者在夜空裡找出這顆新星。一九三一年，華特迪士尼影片把米奇的寵物犬命名為布魯托（Pluto），而這隻狗的首次出現是在前一年，當時則是米妮的寵物犬叫「流浪者」（Rover）。

錢財妄想症有兩種舊有的涵義——瘋狂追求財富、超級富翁的幻覺——皆助長了一九二九年華爾街的災難性崩

盤。當整個國家陷入景氣衰退時，新型錢財妄想症分散掉了苦難即將來臨的注意力。

參見：披頭四狂、誇大妄想狂、偏執狂、鬱金香狂熱

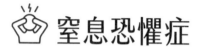 窒息恐懼症

PNIGOPHOBIA

窒息恐懼症（英文源自希臘文 pnigo，指呼吸困難）的患者畏懼會因為藥丸、飲料、食物而嗆到窒息，它通常都是親眼看到，或親身經歷過無法呼吸的事件之後，才會突發出現的病症。

一九九四年，美國心理生理學家（psychophysiologist）理查‧邁耐利（Richard McNally）分析了二十五個表示患有無法呼吸恐懼症的個案。一位 8 歲女孩有次與家人開車出遊被薯條嗆到，之後的三個月都拒絕吃固體食物；一位 10 歲男孩被訂書針嗆到後瘦了 10 磅（約 4.5 公斤）。還有位 9 歲女童因為被一顆爆米花嗆到，隨後體重就掉了超過 1 英石（約 6.35 公斤）；女童會做被嗆到窒息的惡夢，也不肯刷牙，因為擔心牙刷上的毛會害她窒息，睡覺的時候得把頭固定在枕頭上，就是害怕掉下來的牙齒會讓自己窒息。另外，一位 26 歲女性患上窒息恐懼症，原因是一九七○年代曾在東南亞遭逢一場

槍戰；這位病患表示，現在每當她試著要在公眾場合吃東西時，喉嚨就會收縮。

邁耐利自己曾治療過 30 歲的約翰（John），之所以會患上窒息恐懼症，那是因為他 16 歲的時候，曾因為一塊魚肉被嗆到，過了兩年，好友又因為吃熱狗被嗆到而過世。約翰會避免吃固體食物，尤其是喉嚨有癢感的時候，那種感覺像是卡了一根毛髮，癢癢的，而且吃東西時總是會咀嚼非常久。約翰發現，過去幾年以來，自己的狀況時好時壞，當心情焦慮或低落的時候，病況會比較嚴重。約翰找到邁耐利諮商時，體重已經從 13 英石掉到 10 英石（約從 83 公斤掉到 63 公斤）。

在邁耐利的照料之下，約翰試著減少每一口食物咀嚼的次數，有時邁耐利會一起陪他用餐，好幫助約翰調節咀嚼習慣。一開始的時候，約翰每一口咀嚼 90 下，後來慢慢調整（共十個階段）至 20 下。邁耐利說服約翰要開始逐步嘗試不敢吃的食物，先從麵包開始（第一、二堂），最後進展到可以吃培根、生菜與番茄製成的三明治（第六堂）。療程結束後的六個月追蹤，約翰表示已能應付漢堡了。

邁耐利觀察發現，無法呼吸恐懼症的多數案例，皆可以透過這種漸進式的曝露療法成功醫治，有時也可搭配抗憂鬱藥物。一九九二年，瑞典心理學家拉許雍漢·恩斯特使用認知療法，治療一位 68 歲無法飲用液體的女性——

為了不讓自己缺水，就讓自己吃下浸過茶水的餅乾。這位患者害怕液體會流到氣管，然後自己就會窒息，因為她認為自己無法用咳的方式把液體咳出來，甚至相信只要缺氧一下下就會死掉。首先，恩斯特要求病患憋氣，並逐次延長憋氣的時間，這樣她自己就會明白自己的想法是錯的，人超過 30 秒沒有氧氣也不會死掉。接著，恩斯特要求病患用咳嗽的方式，把圓筒裡的筆給吹出來，之後還要她咳嗽把氣管裡的水給咳出來。邁耐利指出：「這些驗證的過程，可以擺脫掉這位女病患的錯誤認知，進而消除對於無法呼吸的恐懼症。」矯正這位女性對自己身體的錯誤想法，似乎就也把她的畏懼感給變不見了。

參見：幽閉恐懼症、嘔吐恐懼症、看牙恐懼症、爆米花恐懼症

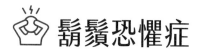

鬍鬚恐懼症
POGONOPHOBIA

二〇一三年，英國性格粗暴的電視主持人傑瑞米・帕克斯曼（Jeremy Paxman）沒刮鬍子就上節目，之後指控 BBC 患有鬍鬚恐懼症——英文源自希臘文 pōgōn，指鬍子。帕克斯曼表示，這間公司很反對人臉上有毛髮，就像一九六七年起阿爾巴尼亞獨裁者恩維・爾霍查（Enver Hoxha，於共產時期執政達四十多年）禁止人們留鬍子一樣。

　　這個字首次拿來當諷刺使用，似乎出現在一八五一年的長老派期刊上，用來表達對鬍子的不喜歡。上世紀多數的時間裡，英國與美國的當權者都會避免留下臉部的毛髮，視鬍鬚為低級、不潔。依據一八三四年，《打理健康、美麗與時尚》（The Toilette of Health, Beauty and Fashion）一書所述，「沒有剃鬍的下巴有頹廢墮落的一面，若真要留鬍子，也只有是最低層勞工和技工可獲原諒」。早期的石洞繪畫上，連我們的祖先尼安德塔爾人（Neanderthal，十五萬到三萬年前，歐亞的原始民族）都會把鬍鬚剃掉，他們拿貝殼當作鑷子，把打火石當作剃刀來用，而這麼做或許是為了要除掉寄生蟲。

　　一八五〇年代後期，多虧了從克里米亞戰爭歸來的軍人，留鬍子才在英國流行了起來，軍人留大鬍子是為了禦寒的緣故。到了二十世紀早期，乾乾淨淨沒有鬍鬚的臉龐再次回歸主流，鬍鬚又遭嫌棄。英國與美國有許多公家組織和私人企業都禁止員工留鬍子，從迪士尼到紐約警察局皆是如此，貨運公司 UPS 一直到二〇二〇年才解除禁令。

　　童書作家羅德・達爾（Roald Dahl）非常討厭鬍子，其著作內容把留了鬍子的男性描述為下流骯髒的不良少年。一九八〇年，《蠢蛋夫婦黨》（The Twits）作品裡的蠢蛋先生（Mr Twit），他就有個大黑鬍，鬍子裡頭卡了玉米片、藍紋起司和沙丁魚的小碎塊。「伸出舌頭舔一舔，探索嘴巴周圍的毛髮叢林」，達爾寫道，「總是能找到一

點美味的食物來吃一吃」。達爾在篇有關文章寫道，鬍鬚是「隱藏在後的毛茸茸煙霧」「整個就是很噁心」。

參見：皮毛恐懼症、被污恐懼症、戀髮癖、拔毛癖

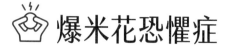

爆米花恐懼症
POPCORN PHOBIA

費雪・韋格（Fisher Wagg）是名音樂家，也是位遊戲設計師，於二〇一六年上 podcast 節目 pantophobia（普汎性恐怖、各式各樣的恐懼）中，表示自己對爆米花感到恐懼；只要看到爆米花，他就會「很痛苦」。他回憶起，有次看卡通動畫片，播的內容是蛆「在屍體周圍跳舞」，但他看到這畫面並沒有什麼情緒反應，直到他看到的蛆突然變成巨無霸爆米花，膨脹又捲曲！對韋格來說，比起啃食屍體吃大餐的蛆，這個很輕，咬下去會發出吱吱聲響的零嘴比較可怕！

韋格的反應看來是近乎漫畫等級的慌亂，但卻提供我們恐懼症運作的線索。當一顆玉米爆開，玉米核向外鼓起、撐爆外殼，擴大到原本的十倍之大；裡面變成外面，內在吞沒外在，玉米內部與外皮交換了位置。一九六六年，英國人類學家瑪麗・道格拉斯（Mary Douglas）在《純淨與危險》（Purity and Danger）一書提出論證，表示厭

惡的感覺是被「失序」激起的。對我們多數人來說，在肉體內蠕動的蛆，才會引發這種厭惡感。但是，對韋格而言，一顆爆開的玉米產生的效果是差不多的，程度甚至更誇張；不只是越過界，甚至還覆蓋、抹去原有的界線。

為了演示自己的恐懼症，韋格觀看爆玉米花的慢速影片，並錄下自己的想法；說道：「我討厭玉米濕濕的！炸開後就成了一個好大的白色物體，就像是蟋蟀還是什麼的外殼……你可以看見這東西的裡面整個向外翻。」韋格看著這白色的東西持續不斷往外包覆自己，然後陷入沉默，接著說：「恩，不行了，太糟了！」同時，默默關掉影片。

參見：棉毛恐懼症、恐蟲症、按鈕恐懼症、窒息恐懼症

羽毛恐懼症

PTERONOPHOBIA

美國心理學家格蘭維爾・史坦利・霍爾於一八九七年從事恐懼調查，在當時面談過的孩童當中，有幾位孩子承認自己害怕羽毛。霍爾將此種畏懼命名為「羽毛恐懼症」，英文源自希臘字 pteron，羽毛的意思。霍爾表示，有多位面談對象，只要看到從枕頭或羽絨被跑出來的羽毛就會很害怕，其中一位還會被羽毛操控。「護士為了要把我關在房裡，就在鑰匙孔放一根羽毛」，這位孩童回憶表示，「當

我想進去一間房間，但門上有羽毛，而我就只能站在那裡尖叫」。有位女性指出，她的三位女兒「對雞毛撢子有強烈的畏怯感」。

霍爾猜測，有些孩童會因為羽毛軟軟癢癢的感覺而退縮，有些則是因為害怕羽毛鮮明的生命力，那感覺就是羽毛可以自行飛往空中跳舞。

參見：皮毛恐懼症、恐鳥症

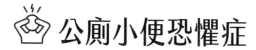

公廁小便恐懼症
PUBLIC URINATION PHOBIA

有些人在公共廁所裡，會覺得自己的尿道括約肌很緊，縮緊到無法如廁的程度，這種心因性病症稱之為害羞膀胱症（paruresis）。各種特定社交恐懼症之中，害羞膀胱症的普及程度僅次於公開發言恐懼症。患有害羞膀胱症的病患，驗尿時會排不出尿，還有些病患會擔心可能要在公廁小便，索性就待在家裡不出門。這類病患最嚴重的情況是釀成生理損害（腎結石、尿道感染），因此需要醫療介入，安裝導管。

一九五四年，首個針對害羞膀胱症所做的調查發現，14％的大學生至少曾經歷過這種情況一次。之後，這個病症的盛行率估計是介於2.8％與16.4％之間。與女性相比，

它比較容易出現在男性身上，這或許也反應出男女在生理上的差異（男性隨著年紀增長，較容易出現尿滯留，而女性則較易出現尿失禁），此外也反應出公廁為兩性提供的隱私程度有異（男廁大多都是小便斗，而女廁則是有獨立廁間）。有些人追溯起自己的恐懼症，表示是因為有過很丟人的經驗，被聽到或看到自己在小便，不過仍有許多人不明白自己身體為何會僵化。

該恐懼症現有的標準治療方法是採用認知行為療法和減敏療法，有些人表示，倒數可以幫助他們解決這個問題。美國國際害羞膀胱協會（International Paruresis Association）記錄了另一種方法，那就是先吸一口氣，然後花 45 秒慢慢吐氣，吐 75％就好，若有需要可以捏鼻，如此一來便有助於骨盆底肌（pelvic floor）下降，讓液體流出。

參見：赧顏恐懼症、被笑恐懼症、被污恐懼症、社交恐懼症

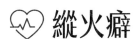 縱火癖

PYROMANIA

一八三三年，查爾斯・奎蒂安・亨利・馬可把想放火的衝動命名為縱火癖，英文源自希臘文 pyr（火）。馬可記錄的案例中，有幾位年紀介於 12 到 16 歲之間的女僕，

各自放火燒掉主人的資產，還有位女性是放火燒了丈夫與情人幽會的房子。

一八三八年，傑昂・艾堤安・艾斯基羅在馬可的清單上，添加了一位 13 歲僕人的案例。一八三三年十月，地點是艾色克斯郡巴金賽（Barkingside, Essex），這位僕人為一名農夫工作，而她放火燒掉的就是農夫的床。這位僕人，珍・沃爾斯（Jane Walls），被帶到地方法官面前，解釋自己的行為。「我不認為我是在惡作劇」，僕人說道，「我是想看看，如果把一支點燃的蠟燭拿到床幔旁邊，我應該就可以放火。我很好奇，很想親眼看看火焰的效果，那應該會比煤炭燒出的火光還要漂亮，應該也比壁爐裡燒的柴火還美」。這位僕人表示，自己對主人沒有任何惡意，事發後也立即通知了主人，她現在對自己的行為感到很懊悔，也理解自己可能會被處以死刑：「我要是知道，會因為點燃火堆而被吊死，那我就不會這麼做了。」

這位農夫的證詞說明珍・沃爾斯似乎是瘋了——表示，這位僕人對他的孩子來說，是性情穩定的細心保母——不過，沃爾斯的律師抗辯指出，二月時沃爾斯曾因發燒而精神錯亂，九月父親過世後，她又陷入焦慮與昏昏的感覺。地方法官判定認為不應判珍犯下縱火罪，這可是死罪，而是改以行為不當審理，罪責比較輕。

馬可面談的多位縱火癖女僕皆承認自己在工作上很不開心，她們很難掌控自己身處的環境，但她們每天都會

碰到火——爐床、桌燈、蠟燭、爐灶、廚灶——而且要讓單一火焰轉變成大火，一點都不費力。一位 15 歲女僕告訴馬可，總是有個靈一直在引誘自己放火燒掉她工作的那間住宅，但也承認自己很期待能回家。德國有位 14 歲女僕，在工作的房子裡兩次放火，她解釋自己是蒙受「難以忍受的回憶想念」，非常渴望可以回到父母身邊，但後來被判處死刑。

十九世紀時，有些因縱火罪遭審理的人，提出自己是因為患有瘋癲般的放火衝動所致，不過此類申訴內容鮮少闖關成功。舉例來說，一八五八年，法官拒絕接受紐約州立精神病院（New York State Lunatic Asylum）員工放火燒掉院區的主建築與穀倉時，乃是因為受制於縱火癖的病症所致。「衝動型癖好的存在」，法官觀察發現，「只能從犯罪行為來證明，為的是要找理由，但根本就沒有證據存在」。十九世紀晚期，多數精神學家也開始反對把縱火癖當作是一種明確的精神疾病。

這個病症的診斷於二十世紀復興，譬如威廉·斯泰克爾等精神分析學家認為，只有來自潛意識的驅動與強烈情緒，才算是某些縱火癖的放火行為。一九三二年，佛洛依德把火焰形容為性渴望的象徵；「火散發出來的溫度」，他寫道，「喚起等同於性興奮狀態下的激流，而火焰的外型與動作也暗示著陰莖動作時的模樣」。佛洛依德還指出，火熄滅喚起排尿時的性愉悅感。許多火災的起因都是邪惡的，拿保險金、懲罰欠錢不還的、掩蓋其他罪行，也

或許是為了抗爭。但精神分析學家指出，顯明的動機可能會遮蔽衝動的成因，就猶如衝動主張可以遮掩犯罪行為一樣。

一九五七年，美國上訴法院（the US Court of Appeals）審理湯瑪士‧布利斯克（Thomas Briscoe）的上訴案，這位已婚男性在華盛頓特區放火燒了一間空屋。布利斯克承認，自己從 12 歲開始，大約放了一百多場火；他時常半夜醒來，感覺有強烈的性衝動，唯有離開自己的家，到外面挑一間房子放火，聽到警報聲響起，消防隊前來撲滅火勢，這樣他才能獲得滿足。數位法官贊同上訴案，接受布利斯克可能患有縱火癖，為預防案件進入複審，因此判決布利斯克「因患精神病而無罪」（not guilty by reason of insanity）。

美國精神醫學學會把縱火癖定義為衝動控制疾患，其診斷只有發生在重複性的放火行徑，沒有其他病症可解釋，而且會先出現焦慮或性慾，然後才會感覺到放鬆或愉快，此外動機是對火感到入迷的緣故，而非想要復仇或是取得金錢。一九五一年，諾蘭‧路易斯（Nolan Lewis）和海倫‧亞內爾（Helen Yarnell）分析了近一千兩百位蓄意縱火的男性，當中只發現 4％的人符合精神病定義的「真縱火癖」。兩人解釋道，「這些罪犯可說出典型無法克制衝動的描述，他們的形容有加劇的焦慮感、不安，想採取行動的衝動，還有如頭疼、心悸、耳鳴等的轉化症狀（conversion symptoms），以及自我本身逐漸融合進入不

真實的狀態；然後就放火了。」

　　二○○一年，有位美國女性，以不具名的方式解說自己的縱火癖，也詳述了類似的感覺。她指出，自己的童年很辛苦；繼母年紀比較長幾歲，自己約 10 歲時曾被繼母性虐待，她的母親則是患有酗酒與躁鬱症的問題。「在我開始上學之前，我的字彙裡就已經有火這個字」，這位女性回憶道，「夏天的時候，我們會被從家中被驅離，因為當地發生森林火災，而我就驚奇地看著這一幕」。這位女性後來對火感到痴迷；點火、閱讀有關火的資料、觀看關於火的電影、聆聽關於火的音樂、討論關於火的話題，還會嗅聞火的味道；對於火的光芒、力量，以及會突然出現的變化，感到無比著迷。每當感到空虛時，或是感覺焦慮來襲，她就會去放火；「我可能是覺得被遺棄了，很孤單、很無聊」，這位女孩寫道，「有時我會感覺到劇烈頭疼，心跳劇烈加速，雙手不受控地抖動，右手臂還會有刺痛感」。火焰的劈啪作響，以及火焰的熱力，似乎可以燒毀她緊張的情緒。

　　一九九三年春天，這位年輕女性成了加州大學的學生，當時曾多次被捉到在校園縱火，也被送進精神病房多回，但一到夏天就會出院，後來還到華盛頓特區擔任一名國會議員的實習生。往後的八年裡，這位女性又再次入院達 33 回，被診斷出各種不同的病症，如精神病、憂鬱、強迫症、邊緣型人格疾患。她內心世界依然被火點燃著，寫道：「我的夢想都是關於我放的火、我想放的火、我以

前放過的火。」醒著的時候，則是持續追尋對火焰的渴慕。
她表示，每當自己放的火被撲滅了，就會感覺到傷心、悲
痛，且心裡急著想要再去放另一把火。

參見：嗜酒癖、殺人偏執狂、偷竊癖、偏執狂、女子淫狂、購買癖、
　　　拔毛癖

安靜恐懼症

SEDATEPHOBIA

　　畏懼寂靜，有時會稱為安靜恐懼症（英文源自拉丁文
sedatus，冷靜的意思）；隨著世界變吵雜，這個病症越常
見。居住在城市裡的人，習慣吵雜的背景聲——街道的喧
鬧鳴笛、電話的聲響、冰箱的嗡嗡聲、數位音樂與人聲接
續不斷的聲音。寂靜可能會讓人感到很不安，甚至是無法
忍受。在沒有噪音的房間裡睡覺，我們當中有些人會感到
恐慌，另有些人會因為祥和恬靜的鄉間小路而瀕臨崩潰。

　　二〇一二年，澳洲查爾斯特大學（Charles Sturt
University）的講師布魯斯·費爾（Bruce Fell）指出，自
己有多位學生無法忍受寂靜。費爾用了六年的時間，請
五百八十位學生填寫相關問卷。其中一位學生寫道：「其
實，我一到圖書館開始寫作業時，沒幾分鐘就要跑回房間
拿 iPod 播音樂，因為我發現圖書館太安靜了，我完全無

法好好專心！」費爾認為，許多學生從小在家裡就已經習慣持續不斷有聲音，新科技技術也讓寂靜更容易被打破。一位大學生告訴費爾，當她回到家裡的農場時，發現很難在沒有戴耳機聽音樂的情況之下，散步到附近的水壩。費爾請這些學生只是安靜地花上一個小時，或坐、或站、或讀一本書，但大多數人都覺得太困難了。「沒有聲音會讓我不舒服」，一位學生說道，「其實好像是會有一種不祥之兆」；對這位學生來說，寂靜就是惡兆的暫停鍵，懸念的狀態，危險的序幕。

二〇一三年有項實驗，查看不同聲音對老鼠大腦產生的影響。研究人員把老鼠分為四組，每天兩小時，一組要聽著白噪音，一組是聽嬰兒的哭聲，一組是聽莫札特的鋼琴音樂，最後一組則保持寂靜，其餘的時間則全都聽著實驗室裡的環境聲響。研究人員後來發現，與其他組別相比，保持寂靜的這一組老鼠長出比較多的腦細胞。研究人員進而假設，不同於平時的寂靜像是一種警鈴，一種「好的壓力」讓老鼠緊張等待聲響——就跟著急不安的澳洲學生一樣。「非自然的寂靜會引發這個警報」，腦科學家寫道，「可以刺激神經生成，為未來的認知挑戰做好準備」。不熟悉的寂靜，藉由製造神經注意力（nervous attention）的狀態，擴展了老鼠的心智。

參見：睡眠恐懼症、無手機恐懼症、黑暗恐懼症、懼音症

鐵軌恐懼症

SIDERODROMOPHOBIA

一八七九年，德國醫師約翰・黎格勒（Johannes Rigler）為鐵路局員工遭受到的新型疾病取名為鐵軌恐懼症，英文名稱的來由是把德文意指「鐵路焦慮」的 Eisenbahnangst，翻譯成希臘文的 sideros（鐵製）、dromos（軌道）、phobia（懼怕）。依據黎格勒所示，火車旅行的猛烈震動會導致生理與心理上的失常。當年，醫師喬治・米勒・比爾德把這個單字介紹給英文讀者時，給出的解釋為：「這是一種強烈的脊椎發炎，外加上歇斯底里，以及非常不想上班到病態程度的狀態。」比爾德認為此病症的歸因於「火車旅行長期的顛波、搖晃和噪音」。

鐵軌恐懼症的診斷出現在乘客與火車公司員工身上，反應出人們對工業化影響感到越來越焦慮。許多人相信，火車行進的速度會對人類造成危險。一八八四年，作者馬康・亞歷山大・馬里斯（Malcolm Alexander Morris）把在火車之旅的觀察寫在《健康之書》（The Book of Health）一書裡，「從古至今，人類終於成為機器的一部分，而機器又取代了部分自我，被不變的動作震搖著，肌膚與肌肉的神經接收著各種感受」。鐵軌恐懼症被認為是一種新科技帶來的疾病，正如同一次世界大戰帶來了砲彈恐懼。火車車廂的晃動，就像是炸彈爆炸，會在身體和心智內迴盪。

　　黎格勒的命名也可以用來描述害怕搭乘火車的旅客，佛洛伊德表示自己 30 多歲一直到 40 歲出頭期間患有此症。一八九七年，佛洛伊德給朋友威廉・弗利斯（Wilhelm Fliess）的信中，抱怨每天報章都在報導火車意外事故，讓他因為接下來的火車之旅感到越來越焦慮。佛洛伊德懷疑自己的恐懼，是不是始於 2 歲時與母親，從德國萊比錫搭夜車到奧地利維也納的旅程。「我們當晚一定是在一起的」，佛洛伊德寫道，「我一定是有看到她 nudam（裸體）」。戀母情節理論剛成形的時候，佛洛伊德推測自己的恐懼症被移轉到火車上了，這同時包含了看到母親裸體的興奮感——「我的性衝動因為 matrem（母親）被撩起」，以及父親會因為我有渴望而處罰自己的對應懼怕感。

　　在《性學三論》（Three Essays on Sexuality）一書中，佛洛伊德提出的論點表示，火車重擊、震顛的韻律會激起男孩的性慾，那是「身體律動機械的躁動」。那些壓抑與這些感知有關的幻想，可能會跟他一樣，患上對火車的恐懼。取代性慾激發，火車頭的晃動也會引發嘔吐感、焦慮和畏懼。

參見：飛行恐懼症、幽閉恐懼症、工作恐懼症、懼音症

社交恐懼症

SOCIAL PHOBIA

社交恐懼症，也稱為社交焦慮疾患（social anxiety disorder），乃是害怕被他人細看、評斷。生理上的病症包含流汗、結巴、發抖、想吐、心跳加速。患有此症的人，可能也會畏懼其他特定情境，譬如擁擠或空曠的地方（特定場所畏懼症），同時也會害怕臉紅（赧顏恐懼症）、公開講話（公開發言恐懼症），在公廁小便。

這個病症是醫師喬治・米勒・比爾德於一八八○年首次診斷而得，當時定名為「懼人症」（anthropophobia），一種「對社會的反感，害怕看到、遇見人，也不喜歡與人群往來，或是與我們自己以外的人會面」。比爾德指出，此病態性畏懼「往往會伴隨著愛低頭或是轉移目光」。一九○三年，皮耶・賈內在法國把該症候群命名為 phobie des situations sociales（社交場合恐懼症）。

一九八○年的第三版《精神疾病診斷與統計手冊》，首度把社交恐懼症納入其中，患有這個病症的人自此可向保險公司申領醫療費用，但此舉也造成抗焦慮劑處方箋大幅增長。一九九四年的調查發現，13.3％的美國人，一生之中皆曾蒙受此病症之苦，使之成為全美最為常見的焦慮症；排名第二的精神疾病是憂鬱和酗酒。然而，這當中似乎可見到基因的特徵。人口之中有 10％到 15％的人，嬰

幼兒時期曾出現行為抑制（behavioural inhibition）──會很小心、會反省──這些人較容易有社交恐懼。但這個恐懼症的誘因，也可能是因為父母過於保護或批評，或是因為有過像是被霸凌的痛苦經歷。依據二○○八年醫學期刊《刺胳針》的某篇文章所言，患有這個病症的人，有一半的人 11 歲以前有過上述經歷，80％的人 20 歲前曾有過經歷。就剛多數恐懼症一樣，逃避恐懼對象──就是指人類──會讓恐懼更加難以動搖。認知行為療法對部分社交恐懼症患者起了很好的效果，該療法可以處理病患負面、不正確的他人觀感，同時處理對過去感到擔憂、對未來感到不安的部分。

西方世界裡，內向常被視為一種弱點，但在其他文化裡，拘謹性格的人獲得的評價較高。一九九五年中國有項兒童研究，發現同儕與握有權力與責任的師長，比較信賴行為較抑制的兒童，這類兒童也比其他同學較不會患上憂鬱症。然而，有個社會很重視克制精神，進而產生出嚴重的害羞行為。一九二○年代，日本精神學家森田正馬（Shoma Morita）診斷出一種病症，取名為「對人恐怖」（taijin kyofu）症，也就是「害怕與他人建立關係」。患有這症狀的人非常擔心會因為與人四目交接而冒犯他人，除了會害羞，還會露出讓人不大舒服的笑容、怪異表情，或是一點都不吸引人的面容。這情況與害怕他人看法沒有太大的關聯，而是他們承受著存在的痛苦。

二○○七年，克里斯多福・連恩（Christopher Lane）

在《害羞：正常行為何成了病》（Shyness: How Normal Behavior Became a Sickness）一書中，記錄製藥公司協助遊說美國精神醫學學會，於一九八〇年把社交恐懼症納入《精神疾病診斷與統計手冊》。連恩指出，許多案例的診斷把人格特質變成一種疾病，內向、安靜、不愛吐露心思的人都變成了病人，還寫道：「六年期間裡，一小群自我遴選出來的美國精神學家，建立了一個影響範圍廣泛的全新共識，害羞與一大堆比較性的人格特質都成了焦慮疾病、人格缺陷。但這起因不是心理衝突或是社會緊張，而是化學物質不平衡，或是神經傳導物質失常所致。」連恩認為，醫治我們的古怪行徑、反常行為、原始感受，花費會非常大。「這結果很哀傷」，連恩指出，「影響很大，或許還無法挽回，失去部分情緒範疇，人類的經歷會變貧窮」。

參見：特定場所畏懼症、赧顏恐懼症、被笑恐懼症、公開發言恐懼症、被觸控恐懼症、悲傷癖、公廁小便恐懼症、囤物癖

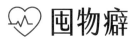 囤物癖

SYLLOGOMANIA

英文源自希臘文 syllogē，收集的意思。囤物癖是有想囤積物品的衝動，依據二〇〇八年的研究，有2%到5%的人口患有此症。似乎從一九六〇年代初期，此英文單字

就已出現在英國醫學期刊上，該病症的盛行情況一直到一九九〇年代才變顯著。

在此之前，二十世紀的頭數十年，兩位富有的紐約人，在第五大道的三層住屋內，囤了170噸的物品。蘭利．科利爾（Langley Collyer），是位工程研究生，也是位音樂會鋼琴手，在自己的家裡建造了一道迷宮隧道，與盲人哥哥霍默（Homer）居住在此，哥哥以前是位專營海事法的律師。蘭利堆起的書報，跟牆面一樣高，當中還藏了幾台大鋼琴、一台 X 光機，有兩顆頭的胎兒標本、汽車零件、罐頭、獨木舟、吊燈。這對兄弟在一九一〇年代就不用電話了，一九二〇年代停用瓦斯，一九三〇年代也停掉電力。蘭利每天餵霍默吃 100 顆柳丁，期望他雙眼可以重見光明，還會幫霍默留下報紙，認為霍默視力恢復後就可以閱讀。一九四七年，鄰居報了警，警察衝進屋子後，發現蘭利倒臥在自己設計的迷宮陷阱裡身亡，遺體已被老鼠啃食，而霍默的屍體則是在 10 英尺（約 3 公尺）旁的地方，因為沒有弟弟的餵食而活活餓死。

數年後，美國的家長會警告孩子，如果不把房間整理乾淨，最後就會變成科利爾兄弟檔。不過，在二〇〇九年，艾德格．羅倫斯．達克特羅（E. L. Doctorow）的小說作品《霍默與蘭利》（Homer & Langley）裡頭，科利爾兄弟檔的囤物行為是很浪漫的，宛如探索行動。這對兄弟是「移民」，達克特羅寫道，他們打造屬於自己的瓦礫王國，「準備離開這個國家，前往屬於他們的家」。

科利爾兄弟離世的這一年，德國社會學家埃里希‧佛洛姆（Erich Fromm）提出論證，表示個體認為自己的定義，乃是「曾經」或「依然擁有」的物品或經歷。在《成為自己》（Man for Himself）一書裡，佛洛姆寫道，這些有「囤物傾向」的人都是沉默寡言、會猜疑的類型，他們把情緒投注在物品上，而非人的身上。一九五一年，心理分析師唐諾‧溫尼考特（Donald Winnicott）提出見解，認為當我們還是嬰兒時，我們會把情緒投放在過渡性客體（transitional objects）上，像是絨毛娃娃、小被被等，用來替代父母給予的慰藉，直到我們學會如何安慰自己的這一天為止。或許，喜愛囤物的人無法把父母養育的一面給內化，繼續把照顧的角色投放在物品上。許多囤物者的家堆滿各種物品，這象徵巢窩、繭、洞穴、堡壘；愛囤物的人，完全不會覺得被侷限的空間給困住，反倒覺得是被輕托擁抱著。至於那些有經歷過創傷的人，物品就真的是預防被傷害的盾牌，阻擋掉入侵者的路徑。

　　二〇一〇年，藍迪‧弗羅斯特（Randy O. Frost）和蓋兒‧史黛凱蒂（Gail Steketee）在《物品：強迫性囤物與物品的意義》（Stuff: Compulsive Hoarding and the Meaning of Things）一書裡觀察發現，囤物者往往把物品當成身體延伸出去的一部分。「我的身體和我的房子，差不多就是一樣的東西」，一位名為艾琳（Irene）的 53 歲女性這樣告訴弗羅斯特，「物品是我的慰藉」。艾琳是個性活躍，擅社交的兼職房地產仲介，還有兩個小孩。根據

她自己的說法，她的囤物行為逼走了丈夫，也害自己不好意思邀請朋友來家裡，而艾琳的東西都是自己所屬身分的一部分。「保存一部分的自己」，艾琳解釋道，「如果我丟掉太多東西，那就沒有東西留下來給自己了」。

當弗羅斯特前去拜訪時，艾琳帶他走「羊腸小徑」來到各個房間，裡頭堆滿了衣服、書籍、報紙、袋子、籃子、紙盒等等，這些物品的最上層散布著許多照片、傳單、折價券、筆、鉛筆、藥罐、隨手寫下的電話號碼或文字廢紙。就跟許多愛囤物的人一樣，艾琳把這些東西保留下來，是為了以防日後用得到。弗羅斯特了解了，艾琳的物品都是有回憶的，這些東西就像是 3D 立體倉庫，儲放她的過往與想像的未來。弗羅斯特觀察發現，愛囤物的人居住在有可能性的境界裡，讓各種選項環繞，因為無法容忍失去任何一種選項，而每件物品都是當下所有。弗羅斯特寫道，對囤物者而言，「失去機會的畏懼感，大過使用某樣物品的獎賞」。

另外，弗羅斯特面談兩位富有的中年飯店老闆，艾文（Alvin）與傑瑞（Jerry），兩人自認為是「現代版的科利爾兄弟」；這兩位身穿皺巴巴西裝，打著領結的仁兄，帶著弗羅斯特參觀他們居住的旅館。兩兄弟各據一間頂樓套房，裡頭堆滿了藝術品與古董，四處散落的名片、衣物與各種凌亂的物品。這兩間套房都已經滿到無法住人，所以兄弟兩人只好搬到旅館的其他房間，不過新房間很快也堆滿了東西。傑瑞睡在地板上，因為他的床早已被占據。

傑瑞居然可以說出房間內每一件物品的所在位置，他指出：「這裡的每樣東西都有段故事，我全都記得。要是丟掉任何一樣，那麼那段故事就會消失。」艾文帶著弗羅斯特展示他的物品，每樣東西都能激起新的記憶，他說道：「就跟語言一樣，東西都會說話。」弗羅斯特另外有幾位面談對象，同樣顯露出把物品人格化的傾向。有位退休的畫廊老闆表示，自己已逐漸被西裝、襯衫、翼紋皮鞋（wingtip shoes）等收藏品給埋沒，「這些東西好像操控著我！有點越來越危險了，會攻擊我，讓我產生幻覺，害我待很晚不睡覺！」

　　面對弗羅斯特提出的問題，艾文和傑瑞給出的答案都很凌亂，兩人也承認有時會在自己錯綜複雜的思緒裡迷失：「每件東西都很有趣」，艾文指出，「就像一樣東西與另一樣東西有所關聯似的」。弗羅斯特和史黛凱蒂認為，許多囤物者皆患有注意力不足過動症（ADHD，attention deficit hyperactivity disorder），這類人很健談、很健忘、很容易分心。這些特質使得管理財物變成一件難事，同時也難下決策、完成工作、執行計畫。

　　弗羅斯特、史黛凱蒂等人已經找出囤物傾向的證據；二〇一〇年，法醫精神學家（forensic psychiatrist）肯尼斯・偉斯（Kenneth J. Weiss）寫道，囤物或許是調適型特質（adaptive trait）「出了毛病」，我們內在衝動的分支出現異常，所以會想要收集物品。動物行為學家康拉德・勞倫茲（Konrad Lorenz）的假設是，這種習慣是實踐長

期潛伏的「固定行為反應模式」（fixed action pattern），正如同松鼠會囤堅果、鳥會築巢一樣。遺傳學家則是在家庭成員有兩位以上囤物者身上，（在十四號染色體上）找到相似的基因組成。另外，神經學家也發現囤物者的前額葉前方，有部分有時是受損的，這地方控制的正是規劃與組織，而且他們的前扣帶迴皮質區（anterior cingulate cortex）代謝速度比較慢，此處負責動機、專注、決策。不過這些神經系統的發現，並無從證明有些人注定會喜歡囤物——腦內不同的模式可能可以反應出行為，但卻無法驅使行為。弗羅斯特和史黛凱蒂推測，囤物者可能是遺傳到某項或某些特質，助長了囤積物品的行為——或許是對細節或記憶回顧有怪癖，或是有強烈的知覺敏感度（perceptual sensitivity）——但只有同時承受情緒創傷的時候，才會發展出囤物行徑。

二〇一三年，美國精神醫學學會（American Psychiatric Association）的第五版《精神疾病診斷與統計手冊》已納入囤物癖，並認定囤物是種顯著的精神疾病，然而有些人認為這不是疾病，而是怪異行為。如同社會學家艾倫·霍維茲（Allan V. Horwitz）的觀察，「不管是謀殺、收集垃圾，還是愛裸體，全是社會本身認為不正常的行徑，但並非就是精神異常的徵兆」。霍維茲指出，我們畏懼囤物可說是「道德恐慌」的一部分，那是我們對社會與自身所害怕的東西的迷戀。在某些地方、某個時間點，囤積物品乃是節約、懂得著想的跡象——為未來短缺做好

準備──丟棄資源倒是會被看作是輕率、浪費，甚至是道德敗壞的作為。

　　但在二十世紀末的富足社會裡，物品很容易生產，也易於取得，價格更是低廉，以致於有些人會覺得東西太多了。設計師開始推行現代美學，偏愛光線與空間，簡潔的線條、清爽的檯面，不再推崇複雜細節的精心設計。一九九六年，瑞典家具品牌 IKEA 力勸英國民眾要「扔了你的印花製品」（chuck out your chintz，源自十六世紀印度的印花棉布，於十九世紀歐洲廣為流行，印花設計除了布料也用來裝飾各種物品），隨即古董物件的價值便一落千丈。電視台製作了一系列與凌亂主題有關的紀錄片，如：《儲物狂》（Hoarders）、《隔壁的囤物狂》（The Hoarder Next Door）、《凌亂不堪的屋子》（Hot Mess House）、《怦然心動的人生整理魔法》（Tidying Up with Marie Kondo）。

　　二〇一四年，史考特・赫林（Scott Herring）在《囤物者》（The Hoarders）裡提出論證，囤物者提醒我們文化中的「冗多」（redundabundance），「毫無設限的渴望，一再添購你已擁有許多的物品，我們在這方面的能力毫無設限」。誇張的囤物場景正好演示了我們自身與物品的失調關係；我們對物品的渴求，期望能被滿足，但之後這些物品便失去意義。若衝動型購物是過度接受消費型文化，那麼衝動型保存就是失常版的消費型文化，或是滑稽仿效的作為，因為消費者完全無法把東西給消費耗用掉，擁有

的物品不再是戰利品，反倒開始壓迫人、劫持人、壓垮人。

囤物癖在俄國又被稱為「布拉斯基症候群」（Plyushkin Syndromw），取自尼古拉・果戈里（Nikolai Gogol）一八四二年的作品《死靈魂》（Dead Souls），即小說中家財萬貫的守財奴地主。布拉斯基不只是囤積自己的物品，也收集散落在自己土地上的垃圾。小說警告：「安穩的年少歲月過了之後，就進入充滿怨恨、艱困的成人時期。在旅途上，要確保帶上了人類情感！別遺失掉，因為錯過了就撿不回來了！」果戈里指出，布拉斯基顛倒了，當他貪婪地收集各種物品時，卻已在不知情的狀況下拋下人性，就像垃圾一樣在街頭散落。

與布拉斯基相似的英國版人物是不識字的克魯克（Krook），出現在查爾斯・狄更斯於一八五三年的作品《荒涼山莊》（Bleak House）裡。克魯克囤積的是女性毛髮和自己讀不懂的舊文件。「全都是自己跑到我網中的魚」，克魯克說道，「我無法忍受與曾經擁有過的物品分離」。小說故事進行到一半，內容就已經塞滿了各式各樣的材料，至於被琴酒灌醉的克魯克，竟在店後方凌亂的雜物之中開始自燃，最後只留下灰燼、油漬，以及藏起來但還沒讀過的寶物文件。

一九九○年代初期，美國作家珍納・馬爾康（Janet Malcolm）完成新書關於希維亞・普拉絲（Sylvia Plath）的調查工作，馬爾康發現自己非常受不了某位受訪者雜亂

的房子，這是位在東英格蘭的貝德福德鎮（Bedford），「一處囤滿異常凌亂雜物的地方」。一九九四年，馬爾康在《靜默的女人》（The Silent Woman）寫道，「沿著牆面、地板、各種物品的表面上，堆滿了數百，甚至是數萬件物品……這地方猶如一間二手店，但裡頭胡亂塞滿了十間其他二手店的物品，而且每一樣東西的上頭都有一層薄薄的灰塵；不是那種暫時的新灰塵，而是層層堆疊的沙塵，歷經數年，這些沙塵也獲取物品的所有權了，正以某種形式存在著」。

拜訪結束離開之後，馬爾康猜想自己是不是因為房子太亂而感到不自在，

因為這隱喻了她在寫書時所面臨的問題。為了撰寫普拉絲的故事，馬爾康必須從收集來的大量混雜資訊之中，丟掉大部分的已知資訊，如此才「有空間可以好好整理一些念頭、想像與感受，好讓讀著會想要逗留，而不是想逃跑」。可是，對身為囤物者自傳的作者來說，捨棄材料就是一個造假的過程。那房子讓馬爾康感到很煩惱，因為好像一再提醒自己即將做出背叛的事實。這些囤積物品盡是毫不協調的實際情況，非常多樣、隨機、不一致、累贅、真實，馬爾康寫道，「醜陋的真實寓言」。她想要寫的故事比較優雅、比較愉悅，而且與真實不符。

參見：猶豫癖、魔憑妄想症、被污恐懼症、無手機恐懼症、購買癖、
　　　社交恐懼症

活埋恐懼症

TAPHEPHOBIA

　　英文源自希臘文 taphe，墳墓的意思，由義大利心理學家恩利科·莫爾塞利（Enrico Morselli）命名而成，由來是診斷到一位害怕自己沒死就被埋葬的病患，這位患者在遺囑裡明確說明了，他的棺材得要備有蠟燭、食物、飲料和排氣孔。一八九一年，莫爾塞利寫道，「他聽到或是讀過有關有人會陷入假死狀態的恐怖故事，所以很擔心自己也會發生同樣的事」。這種情況之下，「他會很無力，無法逃避，也無法避開，特別是因為當下他會失去意識，又或者即便是有意識的，但也無法移動自己，更無法以手勢、動作、文字來通知其他人自己還沒有死，還活著！」

　　活埋曾是貨真價實的危險，正如同二○○一年楊·邦德森（Jan Bondeson）在《活埋》（Buried Alive）一書所做的描述：偶爾會有人因為被處罰而遭活埋，沒有信守貞操的古羅馬維斯塔貞女（vestal virgin），拒絕懺悔的中世紀義大利殺人犯，殘殺丈夫的十七世紀俄羅斯婦女。另外，更有許多人是因為被倉促宣告死亡而意外下葬。十八世紀時，開棺挖掘出來的棺材，有些可見到屍體的指甲撕裂、膝蓋損傷、沾滿血的手肘。一七三四年，米歇爾·萊恩夫特（Michael Ranft）在「論在墓地裡尖叫與啃咬屍體」（Treatise Concerning the Screaming and Chewing of Corpses in their Graves）中，企圖把屍體的損傷歸因為超

自然介入所致，不過多數人都認為這是證明過早安葬的恐怖下場。

活埋恐懼症在德國隨處可見，正如邦德森的詳細記錄；一七九二年，布倫瑞克的費南迪公爵（Duke Ferdinand of Brunswick）下令客製一個棺材，要有一個窗戶、一個通風孔，以及一個可以從棺內打開棺材的鎖，至於鎖匙則是要放在裹屍布的口袋裡。同時，德國的牧師則提議把教會鐘鈴的繩索放入教會墓園的棺材。後續幾年裡，德國人製造了各式各樣不同的「安全棺材」，有十多種，裡頭放置了鐵鎚、爆竹、警笛等。

到了十九世紀，該恐懼症變得更加嚴重。「過早埋葬的危險」，邦德森寫道，「成為日常生活中最可怕的危難，整個歐洲出現一大堆人提筆撰寫相關主題的學術文章，製作傳單」。有些作者認為，僵住症（catalepsy）與昏迷常會被誤會成死亡，有些作者指出有超過十分之一的人類都是被活埋的。

一八四四年，埃德加・愛倫・坡的短篇故事〈過早埋葬〉（The Premature Burial）引發各種活埋恐懼症的驚嚇。「我扭動著」，說書人說道，「一陣一陣，費勁地要打開棺蓋，蓋子一動也不動。我用手腕去感覺鐘鈴的繩索，什麼都沒有找著」；另外，還描述了潮濕地底的「悶熱窒息」……被堅硬窄小的棺材環繞──十足的漆黑──寂靜如大海般籠罩著──看不見但可以感覺得到征服之蟲（the Conquerer Worm）在身邊──這些東西……會進入

到心裡，但這顆心還在跳動，糟透的恐慌感無法忍受，那程度連最大膽的想像也厭棄。

　　一八三一、三二年，英國因霍亂喪命的人被倉促下葬，進而加劇怕被活埋的焦慮，坊間更設計出多種安全棺木，部分棺木設有隔間放置葡萄酒和食物。有些活埋恐懼症患者還有杜絕被下葬的措施；發明黃色炸藥的瑞典化學家阿弗瑞德・諾貝爾（Alfred Nobel）明確指示自己死亡時，靜脈的血液要流光才行，等到屍體完全沒有血液了，然後才能下葬，其他人也是會採取的預防措施，確保自己真的是死亡後，才能被埋葬。作曲家弗德瑞克・蕭邦（Frédéric Chopin）留下的指示是下葬之前，得把他的身體給切開才行。童話故事作者漢斯・克里斯蒂安・安徒生（Hans Christian Andersen）每晚會在床頭留下紙條，表示自己沒死只是在睡覺罷了。

　　十九世紀末期，被活埋的危險逐漸遠離之後，此種畏懼感才被歸類為恐懼症。由於醫學的進步，也比較容易確認某人到底是死亡還是活著。但活埋恐懼症患者還是存在——二十一世紀早期數年期間，巴西創業家弗洛德・美羅（Freud de Melo）為自己建造了一個教堂地下室，裡頭有通風孔、水果儲物間、電視、喇叭。過早埋葬的事件仍時有所聞——二〇〇一年，麻州有位禮儀師聽到屍袋裡發出聲響，後來發現這位準備要被埋葬的 39 歲女性甦醒了過來，顯然是從致命性藥物過量之中活了過來。

參見：幽閉恐懼症、黑暗恐懼症

電話恐懼症

TELEPHONOPHOBIA

一九一三年，巴黎一所醫院裡的醫師群，首次診斷出 téléphonophobie。依據觀察，他們的病患 X 女士，只要聽到電話鈴響，就被一種極度的恐怖感所控制，而且只要接起電話，全身就會僵硬，幾乎無法開口說話。面對 X 女士遭遇的困境，威爾斯報刊表示同情；「若仔細一想，幾乎每個電話使用者都患有這種病」，《梅瑟快報》（Merthyr Express）談論道，「此病症流行的程度非常可怕，這病就是『電話恐懼症』」。

電話出現的頭幾年，有些人會害怕這玩意會電死自己，就跟羅伯特·格瑞夫斯（Robert Graves）在一次世界大戰服役時發生的情況一樣。這位詩人在接聽同袍來電時，一道閃電打中電話線，他被狠狠電擊，甚至還旋轉起來。格瑞夫斯表示，自此以後有十多年的時間，每當得使用電話的時候，自己就會流汗、口吃。英國國王喬治五世的遺孀瑪麗皇后（Queen Mary），出生於一八六七年，終其一生都是個電話恐懼症患者；一九五三年，瑪麗皇后過世沒多久，大兒子溫莎公爵告訴媒體，這位女士從未使用過電話。

電話可能會被看待成擾人的不祥之物。文學學者大衛·特拉特觀察發現，電話「在中產階級深幽的屋子裡，毫無預警的蠻橫響起，聲音響徹天際」。電話鈴聲有著

下令指示的意味，突然地一轟而出，不屈不撓地襲擊隱私。一九一○年代的布拉格，法蘭茲・卡夫卡（Franz Kafka）開始畏懼電話，電話對卡夫卡來說，幾乎就是種超自然力量，具備從人體把聲音給分離出來的能力。卡夫卡於一九一七年創作的短篇故事〈我的室友〉（My Neighbour）」裡頭，有位年輕商人幻想認為，對手會透過牆壁聽他講電話，好似電話這裝置會把身體的隔閡與障礙給融合在一起。

現今，我們有非常多種不同的遠端溝通方式，害怕撥打、接聽電話的情況再次出現。二○一三年有份研究調查兩千五百位年齡介於 18 到 24 歲之間的英國上班族，結果發現 94％的人寧可發送電子郵件，也不願意打電話，40％的人打電話時會很緊張，還有 5％的人光是想到打電話就會「很害怕」。二○一九年，情況似乎變得更加嚴峻：調查的五百位各年齡層的上班族之中，有 62％的人會因為打電話而感到焦慮；有些人會害怕沒有機會準備好應對的話，那麼聽起來就會很蠢、很奇怪；也有人是怕聽不懂對方講的話，還有人則是擔心講話會被偷聽──在無隔間的開放式辦公室裡，不只有電話另一頭的人在評論你講的話，你的同事也同樣在聽著、在議論。調查對象之中，電話恐懼症最嚴重的也是最年輕的：千禧世代（一九八○年代與一九九○年代出生的人）有 76％的人表示，聽到電話響會感到焦躁不安。

二○一六年，英國《衛報》有篇文章中，黛西・布

坎南（Daisy Buchanan）解釋自己與朋友不只是比年長者較不習慣打電話，也對於電話對他人造成的影響會比較敏感。布坎南寫道，「千禧世代其實把打電話是看待成一種有沒有禮貌的行為」；「我們成長過程中，擁有非常多種不同的溝通方式，所以我們比較會想要使用打擾程度最低的那一種。因為我們曉得在不同的頻道範圍裡，被電子數位刺激時的感受」。沒有約好就打電話來，看起來是有點侵略性、堅持硬來的感覺，這跟一百年前是一樣的，一種難被接受的指示性談話形式。

參見：公開發言恐懼症、無手機恐懼症、社交恐懼症

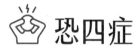

恐四症

TETRAPHOBIA

東亞國家普遍對數字四（其希臘文為 tessares）有著不理性的畏懼，原因是數種語言（有中文、廣東話、韓文、日文）的「四」唸出來，跟「死」的音很近似。

東亞有許多建築會跳過有四的樓層和房號：4、14、24、34 等等。有些香港旅館的樓層會從 39 樓直接跳到 50 樓，臺灣、南韓、中國的船隻與飛機數量也很少會跟四扯上關係，許多開設在世界各地的中國和日本餐廳也會避開這個數字。其中，又有幾種組合特別不吉利：中文裡，

514 聽起來就像是「我想死」，748 近似「去死」，74 則是像「氣死」或是「已經死去」。

對多數人來說，對數字四的不喜歡只是很輕微的迷信，但有少數人卻是深信不已。加拿大華裔女演員詹喬（Jo Chim）是香港人，小時候對於自己父親的恐四症感到不可思議，不過等到自己長大了，卻也患上了同樣的恐懼感。一開始，只是當作是種怪僻，像是上戲院時會想要避免坐在第四排的位置，電話號碼也要避免有四。不過，由於懷孕過程困難重重，因此懷上第一個孩子之後，恐四症就出現了，為了能夠順利懷上孕，感覺很像隨機，又好像是神祕力量的賜予，所以最好別試探命運。「超市裡充滿各種挑戰」，這位女演員在部落格上回憶道，「神禁止我只買四樣東西，千萬不可以拿四樣東西結帳，這是我自然而然的想法……我就像老鷹一樣，緊盯著收銀機螢幕，只要數量的數字有四，我的心跳就會加速、手掌會開始冒汗，同時會立即隨便多抓一包口香糖、洋芋片、電池等，放到結帳輸送帶上，好讓整體數字往上跑」。

二○○一年《英國醫學期刊》有篇文章，關於美國於一九七三年到一九九八年間各種死亡的分析研究。這一群位在聖地牙哥的研究團隊表示，比起其他的日子，亞裔美國人因心臟病死於每月第四天的可能性高出 13％，且緊接在後的數天內，心臟驟停的案例並未出現補償性下降（compensatory drop）。加州人口有超過 40％的亞裔美國人，相關效應更是顯著；每月第四天該族群因心臟病身亡

增加了 27％。該篇文章作者推測，加州的中國人與日本人社群規模，使得恐四症的影響力加劇。

　　這群研究人員把這篇文章命名為〈巴斯克維爾獵犬效應：心理壓力對死亡時間的影響之自然實驗〉（The Hound of the Baskervilles Effect: a Natural Experiment on the Influence of Psychological Stress on the Timing of Death，《巴斯克維爾獵犬》為哥德式小說，充滿懸疑、恐怖的氛圍）；作者表示，要解開一九○二年阿瑟・柯南・道爾（偵探小說福爾摩斯的作者）的謎團，依賴的就是害怕會引發致命性心臟病發的想法了。此項假說非常難以進行測試，因為過世的人是要如何回報他們最後一刻的感受？但《英國醫學期刊》分析恐四症影響的文章，似乎對害怕會致死這一點給予肯定的意見。

參見：計算癖、十三恐懼症

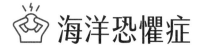 ## 海洋恐懼症

THALASSOPHOBIA

　　源自希臘文 thalassa，指海洋，該恐懼症是一種對大量的水，感到強烈的畏懼感。害怕海洋是很自然的事情，因為海洋是很危險的——我們可能會被激流、海嘯、暴風給困住，也可能會被水母螫傷，或是被鯊魚攻擊。

一九七二年的《海神號》（The Poseidon Adventure），一九七五年的《大白鯊》，還有一九九七年的《鐵達尼號》，這些電影演出了此類恐懼，此外還有許多深海怪物的神話故事也都是如此。希臘人懼怕斯庫拉（Scylla）、卡律布狄斯（Charybdis）、海德拉（Hydra），古斯堪地那維亞人害怕海怪克拉肯（Kraken），日本人怕的是河童，至於冰島和塞爾特民族（Celtic）的水手則是被警告要小心海豹女（the Selkies）、秘魯海蛇（Peruvians of Yacumama）、玻里尼西亞的堤尼瓦（Polynesians of Taniwha），這些生物會從海水深處出來毀滅我們。「那東西會浮出深水海域，進入我們的視野」，一九一九年霍華德‧菲立普‧洛夫克拉夫特（H. P. Lovecraft）的船難短篇故事《達貢》（Dagon）的說書人如此說道，「身形龐大，猶如獨眼巨人波利菲莫斯（Polyphemus），很噁心，討人厭！速度之快，就跟惡夢中的怪獸一樣不得了」。

二〇二〇年，《海洋科學期刊》（Journal of Marine Science）有群生物學家提出警告，認為海洋恐懼症對地球有威脅。學者指出，懼怕深海會導致我們不想力挺海洋生態維護。海洋底層位在海面下超過 2 萬英尺（約 6 千公尺）的位置——稱為超深淵區（hadal zone），英文取名自希臘地底世界的主窄黑帝斯（Hades）——這個地方遭到嚴重傷害，因為人類拖網捕魚和採礦探勘、丟棄塑膠製品、廢水、放射性廢棄物。海洋生物學家提出論證表示，電視上的紀錄片誇大了深海裡的特異神祕之處，使得我們

遠離應當熱愛的海域。舉個例子來說，BBC 系列節目《藍色星球》（Blue Planet）有集講述深海的節目，大衛・艾登堡（David Attenborough）把深海形容為「異域」、「永暗之海」、「永遠的黑暗」——「怪異生物」居住的「巨大黑洞」，「不受一般正常時間規則所限」。生物學家表示，這類不祥、錯誤的特色解說，讓人聯想起「陌生、神祕、惡劣、世界之外的環境」。深海生物並不是怪獸，學者堅稱：銀斧腹齒鯉（hatchetfish）、狼牙魚（fangtooth）、巨口魚（dragonfish）在我們看來古怪，那是因為牠們演化發展出的特有屬性，如巨大的眼睛、下巴、牙齒，這些特徵可幫助牠們在燈光昏暗的暗黑處生存。此外，深海裡也有一些比較漂亮、精緻的生物；紅腳蝦和透明的粉紅獅子魚（snailfish）在微弱的燈光之下閃動著，還有羽狀海百合在黑暗的海床上擺動。海洋生物學家認為，我們應該要盡其所能保護奇異水底世界，地球上最大，或許也是最重要的棲息地。

參見：洗澡恐懼症、恐水症、藻類恐懼症、懼水症、獨木舟恐懼症、
　　　黑暗恐懼症

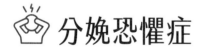

分娩恐懼症

TOKOPHOBIA

依據二〇〇一年的調查資料，有 6％的孕婦患有病態

性的畏懼分娩，而女性有 14％的人，就算想要小孩，也會因為害怕分娩，而避免懷孕、延遲懷孕，或是終結孕期。Tokophobia 這個字源自希臘文 tokos，生產的意思，乃是二〇〇〇年克里斯蒂娜·胡爾拜（Kristina Hofberg）在《英國精神病學期刊》（British Journal of Psychiatry）所定下的名稱。不過早在一八五八年，法國精神學家路易斯·維兔·瑪西（Louis-Victor Marcé）就記錄了相關症狀，指認出兩種不同類型，但都是極度畏懼生產分娩的女性。瑪西指出，這些人是首次懷孕，「對未知的痛楚預期占據所有一切，她們陷入無法表達的焦慮之中」；還有一些人早已身為人母，正是因為記得生產過程而感到害怕。

　　一九七八年，法國醫師莫尼克·畢勞斯基（Monique Bydlowski）和安·浩鄔·迪法（Anne Raoul-Duval）發表了一項影響力十足的研究，有關十位分娩過程既長又痛的女性，她們會做惡夢，懼怕再次懷孕。「分娩」，兩位學者的結論說道，「特別是頭一胎的分娩，必然是很猛烈、很衝擊，那瀕臨孤單死亡的感覺，讓母親蒙受巨大的壓力」。沒有生過小孩的女性，可能會因為其他重大事件而誘發出恐懼，像是性侵、駭人的照片或故事。英國演員海倫·米蘭（Helen Mirren）在宗教學校看過生產過程的影片之後，便發誓不要生小孩；「我發誓，那段影片的傷害至今還是存在」，米蘭於二〇〇七年說道，「我沒有生過小孩，現在我不會考慮任何跟生產有關的事情，那是一整個很討人厭的事」。

有些女性懼怕的不只是生產過程對母親和小孩帶來的實際危險，也害怕從自己身體跑出來的一切。羅曼‧波蘭斯基（Roman Polanski）一九六八年的電影《失嬰記》（Rosemary's Baby）中，一位年輕婦人認定自己會懷孕是因為惡魔的關係，隨著孕期發展，肚皮越是刺烈疼痛，因此她很害怕在自己身體裡生長的東西。生產時，蘿絲瑪麗（Rosemary）用了鎮靜劑，醒來後她找到搖籃、掀開罩子，然後又因為這個她帶到世上的生物而陷入恐懼。

參見：血液、注射、傷口恐懼症、魔憑妄想症、嘔吐恐懼症、被污恐懼症

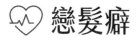 ## 戀髮癖

TRICHOMANIA

　　英文 trichomaniac 這個單字的首次使用，乃出現在一九四九年英國詩人羅伯特‧格瑞夫斯的文章中，意思是指喜愛毛髮（源自希臘文 thrix）。格瑞夫斯在《隨處可見的日光蘭》（The Common Asphodel）裡，宣告十七世紀的約翰‧米爾頓（John Milton）就是個戀髮癖。他指出，米爾頓就讀劍橋大學基督學院時，因為一頭濃密茂盛的毛髮，迎來嘲弄的稱呼「基督學院的聖母瑪莉亞」（Our Lady of Christ's），而且米爾頓的詩句喜愛圍繞在「長捲髮、編髮、稀奇髮結、戈登式盤繞（Gordian twine），以

及別緻典雅的捲度」這些描述。

在米爾頓的年代裡，圓顱黨（Roundheads）與保王黨（Cavaliers）相互戰鬥，前者是梳理整齊的短髮與鬍鬚，後者則是散髮、留鬍，因此毛髮在那個年代具備著道德、宗教、政治與性的涵義。自由奔放的長髮，乃象徵單純天真，或是享樂主義、紈绔子弟、菁英主義、女性特質、外國情調、感性主義，至於平頭短髮則代表著紀律、陽剛、冷靜。米爾頓在《失樂園》（Paradise Lost）裡，藉由亞當那「跟風信子花瓣一樣捲曲的鬢髮（hyacinthine locks）」，喚起伊甸園墮落前的自由，並透過夏娃「亂糟糟」、「放蕩的長捲髮」，來預告墮落的出現。

另外，格瑞夫斯也指認二世紀作家阿普列尤斯（Apuleius）同樣對毛髮著迷不已。這位羅馬詩人在《金驢記》（Metamorphoses）中，精心描述了女人頭上的高聳盤髮，以及垂落肩背的捲髮，那顏色是金黃色、是蜂蜜色，也有「黑如渡鴉翅膀，但突然又會轉變成淡淡的藍色色澤，那是近似鴿子頸部羽毛的顏色」。

戀髮癖的高峰落在十九世紀，前拉斐爾派（Pre-Raphaelite）畫家所揭示的女神，有著濃密誘人、瀑布般的長髮。理查・克拉夫特・埃賓（Richard von Krafft-Ebing）在《性心理疾病》（Psychopathia Sexualis）裡，仔細分類著迷毛髮的人，他們皆有些怪異行徑。有位 30 多歲的男性渴慕吸厚黑髮，在外頭走路時，會衝動地把雙唇貼在女孩的烏黑秀髮上。一八八九年，40 歲鎖匠在巴

黎特羅卡德音樂廳（Trocadéro）被逮捕，當時他口袋裡有一把長剪刀，手中握有一束頭髮。這位鎖匠自己也坦承，當晚剪了一位年輕女士的頭髮，並解釋唯有梳理或撫摸女人的頭髮，又或是讓頭髮覆蓋住自己，這樣才會感到性高潮。當警方到他家搜查時，還找到其他六十五束頭髮，分別封在不同的小袋子裡，以及各種不同的髮帶和髮夾。一八五七年，夏爾・波德賴爾（Charles Baudelaire）在〈她髮絲裡的半球〉（A Hemisphere in Her Hair）一文中，把自己的臉給埋進愛人的頭髮裡：

在妳激情的髮絲裡，我呼吸著菸草混著鴉片與糖的氣息；在你秀髮的黑夜裡，我看到無限的熱帶璀璨蔚藍天；在你頭髮如羽毛般覆蓋的岸邊，我聞著混合焦油、麝香與椰子油的氣味，就醉了。

「讓我一直咬著你厚黑的秀髮」，波德賴爾如此請求著，「當我小口咬著你的彈性秀髮，就好像我在咀嚼著回憶」。

參見：鬍鬚恐懼症、拔毛癖

♥ 拔毛癖

TRICHOTILLOMANIA

　　一九〇六年，一位 24 歲女性走進精神學家皮耶・賈內的診療間，她拿掉頭頂的金黃色假髮後，著實嚇人一大跳，賈內寫道：「她那毫無遮蔽的頭顱上，有少少幾撮短髮，夾雜著大面積的光禿禿區塊。」一開始，賈內以為是毛髮嚴重脫落的案例，但這位年輕女性卻不是這樣；她表示，過去十八個月以來，她一直在拔自己的頭髮來吃。當她被送離位在鄉村的家，來到巴黎一處人家當僕人的時候，她開始拔頭髮。她表示，這個家庭的雇主要求很多，也很愛破口罵人，所以她非常想回家。賈內觀察發現，除了拔毛行為以外，這位病患的性格可說是相當理性、穩重，就只是定期會被這股想要拔髮的「特殊渴望」給擊潰，而且「只有一點點疼痛感而已」。

　　一八八九年，皮膚科醫師弗朗索瓦・阿路普（François Hallopeau）創了 trichotillomanie 這個字（thrix 指毛髮，tillein 指拔取），因為當時他有位患者會從頭皮上扯下一束束的毛髮。就譬喻上來說，「拔取毛髮」是一種沮喪的展現，但實務上，與其說是一股衝動，更常是一種有計劃性的行為，也不是生氣，而是有條理的舉動。拔毛癖患者會從頭皮上一根根取下毛髮，也會拔眉毛或是睫毛，偶爾也會拔恥毛。

約有 2% 的人口，受拔毛癖的影響。拔毛行為在孩童身上較為常見，可能性是成人的七倍，女性則是男性的九倍。有的時候，拔毛成了一種無意識的動作，看電視或是做白日夢時，自然而然就會開始拔毛，但有的時候卻是專注、刻意的行為。「找出『感覺不對勁』（太硬、太奇怪、不直、太直，或是長得不一樣）的毛髮」，《兒童心理學與精神病學期刊》（Journal of Child Psychology and Psychiatry）解釋道，「拔下來之後，先是檢閱一番，有時會吃掉髮根或是整根頭髮，有時會把拔下來的毛髮積成一堆，之後才一起丟棄。拔毛過程可能歷時四、五個小時，拔除數百根毛髮，但比較短的就是一次拔下幾根頭髮而已，但一天可能會重複十多回」。

　　有些研究指出，患有這個症狀或是其他專注在身體上的重複行為障礙症（body-focused repetitive disorder）的患者，對於聲響或是質地會有異常反應：他們的拔毛舉動，乃是為了轉移注意力，離開難以抗拒的外部刺激。有些學者認為，我們原本就有梳洗自我的本能，這是為了保護我們免於寄生蟲與疾病傳染，而拔毛癖就是這項本能變形出來的病態性行為。也有學者認為，強迫性拔毛成了一種自我保護的例行作為，原因是為了能夠面對分離焦慮或是創傷，另也用來轉移情色方面的慾望。這個病症可藉由服用藥物來改變大腦的功能，像是選擇性血清素再回收抑制劑（selective serotonin reuptake inhibitor，憂鬱症治療用藥），或是習慣反向訓練（habit-reversal technique），藉由這種

方式，拔毛癖患者發作時，可辨識出誘發的原因，進而做出取代性反應，如握緊拳頭。

許多狂熱癖與恐懼症皆是因模仿而患病的，不過拔毛癖是種會感到羞愧的私下行為，造成的結果常會使用假髮、帽子，又或是透過化妝、戴眼鏡來掩飾。二〇〇九年，珍美瑪・罕（Jemima Khan）在倫敦一間診所，與拔毛癖患者面談，發現病患會盡所能隱藏自己的習慣。有一位病患會避免在雙層巴士上走動，深怕有人看到自己禿頭的地方，另一位會擔心走上樓梯，也怕商家高掛的監視鏡，更害怕游泳和下雨，還有一位患者是絕不和男友過夜。

一九八九年，有位 30 多歲的美國女性發現自己的病症其實有個名字，且也有人跟她一樣，會有衝動想拔取自己的頭髮之後，感到非常雀躍。後來，這位女性還同意上西雅圖廣播節目講述自己的病症，同時指出自己剛設立了服務熱線。回到家後，她的答錄機裡有六百通留言，她指出：「這些人都是哭著請求協助。」接下來的一週，她逐一給大家回電。「這是我有過最棒的治療了」，這位女性說道，「因為我從其他人的口中聽到我的人生」。

某些地方、某個時機點，拔毛成為社會文化裡的必要行為。在古時的希臘與埃及，女性的喪禮習俗是從頭上拔取毛髮。印度的耆那教（Jain）和尚便會從事 kaya klesh 儀式，為的是要證明有能力脫離疼痛感，並花上兩小時拔除臉上和頭上的每一撮毛髮。二〇一八年，《醫學人類學

期刊》（Medical Anthropology）刊出一份調查研究，拔毛癖患者全都不認為自己的病症可形容為「自殘」，反之卻強調拔毛所能帶來的輕鬆、愉悅感。一九〇六年，皮耶・賈內在文章中寫道，「只要做了這個行為，這位病患就會感到快樂、特別滿足，而且疲憊感和各種持續存在的痛楚感知似乎會消失一段時間」。

參見：皮膚搔抓症、偏執狂、剔甲癖、鬍鬚恐懼症、戀髮癖

十三恐懼症
TRISKAIDEKAPHOBIA

對數字十三（古希臘文的十三是 treiskaideka）的非理性畏懼感，在西方是很普見的現象。源頭可能是古斯堪地那維亞神話裡的謊言之神洛奇（Loki），那時候因為沒有收到瓦爾哈拉（Valhalla）十二位諸神的晚宴邀請，洛奇大發脾氣，還擅自出現在宴席上，成為晚宴桌上的第十三位賓客。為此，洛奇詛咒地球變陰暗！我們會覺得十三是個怪數字，可能也是因為這是個除不盡的數字，而且許多物品都是以一打做為一組（十二使徒、時刻表、月份、每日時數、星座、蛋盒）。

小說家史蒂芬・金坦言，「數字 13 總是會讓我的背脊發涼」，「寫作時，我從不會停在頁數 13，或是 13 的

倍數，我會持續一直寫到一個感到安全的頁數數字」。為了配合十三恐懼症患者，旅館和公寓大樓固定會跳過 13 層樓與房號 13，航空公司的飛機會跳過第 13 排座位，西方的排屋則是用 12a 的方式來跳過。大家會避開十三號星期五，不在這天結婚或從事大筆的金融交易。二〇〇四年，美國北卡州的壓力管理中心與恐懼症研究機構（the Stress Management Center and Phobia Institute）做了估算，美國每年因為員工拒絕這天工作或是搭飛機，損失了超過八億美元（該機構主任把這命名為 paraskevidekatriaphobia ／ 13 號星期五恐懼症），其中 paraskevi 在現代希臘文的週五）。

雖說有些醫療院所選擇不安排編號 13 的病房或病床，但英國布里斯托（Bristol）紹什米德醫院（Southmead Hospital）的布魯諾大樓（Brunel Building）於二〇一四年落成時，院方決定要忽視這道迷信。醫院裡有兩位醫師就利用這個機會，於二〇一五年至二〇一七年間，比較新成立的加護病房內，各病床病患的就醫結果。結論是，以死亡率來說，編號 13 病床與編號 14 到 24 病床上的病患並無顯著差異。兩人表示，若真有差別的話，患者在編號 13 病床會有稍微比較好的結果。此項研究刊登於二〇一八年的《重症照護期刊》（Journal of Critical Care），篇名為〈住進加護病房編號 13 的病床，並不會拉低生存機率〉（Admission to Bed 13 in the ICU Does Not Reduce the Chance of Survival）。

「病患、病患的家人，當然還有可能患有此恐懼症的醫護人員，期望我們的資料可以讓大家感到安心」，兩位醫師樂觀寫道，「同時也希望能減少迷信，讓院所病房與病床的編號原則可以更加理性」。

參見：計算癖、恐四症

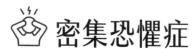

密集恐懼症
TRYPOPHOBIA

對一連串的的洞孔或凸起物會反感，此現象出現於二〇〇三年，當時網路上流傳著一張看似女性乳房上有大量蛆蟲出沒的照片。看到照片出現劇烈反應的人都知道自己畏懼這種排列方式，感覺噁心又慌張。有些人因而創立了網路聊天室和互助團體，其中有一位（住在愛爾蘭的路易斯／Louise）在二〇〇五年發明了 trypophobia（源自希臘文 trupē，洞孔的意思）這個字，用來形容此項特質。這張在網路上廣為流傳的哏圖，其實是蓮蓬和女性乳房組成的，不過實實在在的密集恐懼症患者還是非常不喜歡。任何一種粗糙圓形物品聚集在一起，皆有可能誘發該種恐懼：泡綿、藤壺、小圓餅、肥皂泡沫、蜂窩、瑞士起司、石榴、滾燙的飲料、蘇利南負子蟾（Surinam toad）上的麻點。「我連洞孔都不敢看」，模特兒身兼實境節目名人

的坎達爾・珍娜（Kendall Jenner）於二〇一六年在部落格上表示，「那會讓我陷入極為糟糕的焦慮感，天曉得有什麼東西在那些洞裡面？」

剛開始的時候，這個恐懼症只被當作是網路上的東西，未受到正視，但它後來似乎成了某種會傳染的情緒，光只是透過暗示就能夠傳播的心因性焦慮症狀。許多密集恐懼症的網路論壇上，充斥著孔洞的照片，感覺起來是想要讓更多人感到恐懼，而不是減緩病症。不過許多論壇用戶解釋，這是因為他們想嘗試曝露療法，藉由重複性與熟悉度，降低自身的敏感度；也有用戶表示會想要搗碎充滿洞孔的表面，也承認有想要觸摸的渴望，同時也想要消滅掉這個讓自己感到厭惡的東西。

有些科學家推測，密集恐懼症是種演化適應的結果，專門要保護我們遠離病原體；不規則的孔洞排列會讓人想起膿瘡、囊腫、水皰、疹子、菌類、痘痘，以及天花之類的傳染病膿皰。根據二〇一八年一份阿姆斯特丹的研究，我們多數人都不喜歡「疾病相關的群聚刺激（cluster stimuli）」，而密集恐懼症患者會把這股反感，外擴到其他如海綿般或是坑坑洞洞的表面。開放式問題中，患者被要求看著一堆洞孔，但他們的回應常是皮膚有感覺，像是癢、有東西在爬。「這些發現」，研究人員的結論指出，「支持的觀點就是患有密集恐懼症者，把群聚刺激看待為體外寄生蟲和經由肌膚傳染的病原體」。

密集恐懼症的反應往往不會干擾患者的例常生活作息；與其說是恐懼症，其實就只是不適或不安，但對少數人來說，影響卻很大，這股反感會讓人喪失能力，足以引發恐慌。俄亥俄州一位 19 歲病患說道，「我無法控制自己，一直哭喊，呼吸也很急促」；從桃子的果核到刨起司的工具，這位患者都會感到畏懼。「我的心和腦都在加速，我的胸口變緊，我只希望每一樣東西都停下來。那個當下，我願意用我的左腿作為交換，讓一切都停下來。我想火速跑走，但不幸的是，那東西偏偏在我的腦袋裡，想法這東西是趕不走的！」

參見：蟎蟲恐懼症、按鈕恐懼症、被污恐懼症

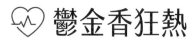 # 鬱金香狂熱

TULIPOMANIA

一八四一年，蘇格蘭記者查爾斯・麥凱（Charles Mackay）在《異常流行幻象與群眾瘋狂》（Extraordinary Popular Delusions and the Madness of Crowds）一書裡寫道，許多國家就跟許多人一樣，全都瘋了！「我們看到整個社群突然都很著迷某個物品，然後發了瘋地追尋這樣東西；數千數百萬人同時被一個幻覺所占據，爭相追逐。」麥凱舉了一六三四到三七年間荷蘭的「鬱金香狂熱」為

例，鬱金香球莖的價格節節攀升，隨後又劇烈跌破盤，毀掉許多投機客的生活。

鬱金香是在十六世紀中葉時，從土耳其被帶到西歐——tulip 是波斯與土耳其的用字 turban，意指花朵頂部的形狀——之後又成為荷蘭黃金年代（the Dutch Golden Age）地位的象徵，當時荷蘭是世界上最富裕的國家。價值最高的鬱金香，其花瓣色彩飽滿，花瓣上有黃色或白色的烈火羽紋；由於是從破裂的球莖長大而成，培育過程也是最慢、最具風險。

鬱金香商人還創了遠端市場，春夏的時候就先擬定合約來買賣季底才會有的球莖。一六三六年，據傳有些合約一天之內就轉手了十次，合約價格直直攀升。依據現代作家的估算，光是單一顆總督鬱金香（Viceroy tulip）就可用來交換四頭肥碩的公牛、八隻胖豬隻、十二隻肥羊、兩豬頭桶（hogshead，約莫兩百三十公升）的葡萄酒、四大桶啤酒、兩大桶奶油、一千磅（約四百五十公斤）起司、一張床、一套服飾、一只銀杯，以及一大堆的大麥和裸麥。另外，麥凱還講述了一則可能是杜撰的軼聞：有個肚子很餓的水手，把一顆鬱金香球莖誤認為是洋蔥，就從商人的櫃檯上偷走，後來大家在水手船上找到那正開心地啃著球莖配緋魚當早餐吃的他！麥凱表示，這顆球莖要是賣出去了，那金額可以養活整艘船的人一整年。

麥凱指出，這場鬱金香狂熱越演越烈，乃至於「該國原有的產業都被疏忽掉了，全國上下，甚至連社會最底層的人，也都開始進行鬱金香買賣……皇室貴族、平民、農夫、技師、水手、男僕、女僕，甚至連煙囪清潔工、賣二手衣的婦人，全都跨進鬱金香的生意。各階層的人民變賣家產，取得現金，用來投資花朵買賣」。每個人都在想鬱金香狂潮會一直持續下去，不過，到了一六三七年初的時候，市場的信心開始動搖，到了二月就崩盤了。麥凱表示，荷蘭政府找不到解決辦法，許多商人因此淪為乞丐。

不過，麥凱遭斥責說他誇大了鬱金香狂熱。歷史學家安妮・戈德加爾（Anne Goldgar）檢視過那段時期的合約，認為鬱金香市場屬於小規模，所以崩盤的影響很有限，也找不到有人是因為鬱金香破產的。戈德加爾表示，這股狂熱的瘋狂乃是荷蘭加爾文主義（Dutch Calvinist）手冊製作人煽動出來的，把鬱金香熱說成是投機惡魔的證據。不過，戈德加爾倒也同意這起事件的影響深遠：「雖然只有少數人陷入財務危機，但鬱金香狂熱的震撼力非常大，整體價值網絡都陷入了質疑。」鬱金香的慾望，象徵著驕傲自大、貪婪，以及資本主義的歇斯底里。

參見：集書狂、錢財妄想症

恐外症

XENOPHOBIA

一八八〇年代，xenophobia 乃是 agoraphobia（特定場所畏懼症）的同義詞；希臘文裡，xenos 表示外來的或奇特的。直到一九〇〇年代，該英文單字才用來指稱憎惡異族、異國或是不同宗教的人群。特有的恐外症，包含伊斯蘭恐懼症（Islamophobia，源自法文 Islamophobie，一八七〇年代就開始在使用的單字，但一直到一九九〇年代才在西方流行起來）、猶太恐懼症（Judeophobia，最早是在一八四七年開始使用的，用來指稱反猶太主義）、華人恐懼症（Sinophobia，首次使用顯然是在一八七六年一本關於鴉片買賣的書）。一九二三年，《紐約時報》把三K黨對黑裔美國人的態度形容為恐外症，「對自由人士來說，這是比肉體折磨還要危急的疾病」。

心理分析學家認為，恐外症乃是源自我們自身的衝動慾望。「他人也認定我們所不認同之處」，一九四二年逃離納粹的猶太裔荷蘭人約斯特・米爾洛（Joost Meerloo）寫道，「而且內在開始滋長對這些認定想法對象的仇恨；其實，這仇恨還化為恐懼，縱使這只是一種象徵性的代罪羔羊……許多少數族群的仇恨與迫害，皆能追溯到未經分析和解釋的畏懼感。」

正如同其他恐懼症，偏見可能會演變成生理上的厭

惡。近期的社會心理學研究顯示，腦中自行嵌入的文化刻板印象。「重複把外群體（out-group）類群的標誌，與負面影響連上關係，等於是在這類群所有成員身上，貼上負面的身軀標識」，哲學家史蒂芬·阿斯瑪寫道，「這邪惡的工作就是杏仁核系統負責的」。二○一三年，紐約大學的實驗中，大衛·阿莫迪歐（David Amodio）追溯了潛意識反應的種族差異。但阿莫迪歐也指出，人可以運用錯綜複雜的額葉皮質，修正非理性產生的害怕，進而重新培育自己的反社會衝動。「對於控制與調節，人類心智極度在行」，阿莫迪歐寫道，「我們有偏見的這個事實，應該視為是一個機會，讓我們有意識並為它做點什麼」。

一九九七年，英國教育顧問羅賓·里查森（Robin Richardson）撰寫一篇關於反穆斯林感受的報告，也讓伊斯蘭恐懼症這個詞變流行。然而過了十五年，里查森卻警告別用這個詞，並於二○一二年提出看法，表示把種族歧視和民族主義說成是恐懼症，結果會適得其反。因為這似乎把兩方人群的分裂，給足了理由，更藉以內化，不再討論。「指控某人發瘋或是不理性，可說是一種辱罵，而且不意外的是，會讓這些人興起防衛與對抗」，里查森寫道，比較好的作法，不是把種族歧視與民族主義的感受想成是一種反感或疾病，但卻是一種焦慮的表現。

參見：恐同症

森林恐懼症

XYLOPHOBIA

係指對森林有強烈的畏懼感，英文源自古希臘字xylon，木頭的意思。這個畏懼感是童話故事引發出來的，像是《糖果屋》和《小紅帽》，恐怖片也是原因之一，像是一九八一年的《屍變》（The Evil Dead）和一九九九年的《厄夜叢林》（The Blair Witch Project）。森林裡，可能會有野豬、熊、野狼、巫婆、野人，這是個我們會迷失方向的地方，或許還永遠都出不來。

大衛・阿雷格里・羅倫茲（David Alegre Lorenz）在其文章「東方戰線的可怕與厭惡」（Fear and Loathing on the Eastern Front）中，記錄二戰期間，與德國武裝部隊一起打仗的法國、瓦隆（Walloon）、西班牙的志願者，被蘇聯中北部濃密的森林給喚起恐懼感。一九四一年當士兵進攻蘇聯時，森林地在他們周圍隆起，頭頂也被樹蔭給遮蓋住。西班牙的法西斯領導人迪歐尼西・瑞迪艾侯（Dionisio Ridruejo）的描述是「森林裡滿是水坑，氣味很重；很昏暗，但冷杉又讓森林變得更黑暗」。

志願兵感覺到蘇聯游擊隊就躲藏在樹林裡——「我們被監視了！」一位法國士兵在白俄羅斯時，便如此寫道，「想著，要在一百公尺外有人握著來福槍監看的情況下刮鬍子，是種讓人很不舒服的討厭感覺」——有些士兵則是擔憂冥冥之中有超自然力量在施展。某位西班牙士兵寫

道：「森林喚醒惡魔。」另有位士兵離開森林後，甚至還覺得被「森林裡的鬼魂纏上，這些鬼魂越過了界，潛入後衛部隊、游擊隊，那些渾球也參雜在森林裡，準備暴露你的位置」。

一九四三年，「那座森林跟游擊隊員一起腐爛」，一位瓦隆的志願兵說道，「那髒東西、那雨勢、那冷杉樹，給人害怕鬼魂的印象，而鬼魂是從霧裡浮現出來的……這是蘇聯給我們設下的陷阱」。看來，這座森林是與敵方結盟了。

羅倫茲認為，畏懼原始森林這件事情，早已滲透到西方對蘇聯的觀感之中，又因為是在東方戰線（the Eastern Front）打仗的緣故，恐懼再度被點燃。羅倫茲寫道，蘇聯的森林「成為蘇聯和『野蠻東方』神話的化身」。一九八四年，美國總統羅納德・雷根（Ronald Reagan）的競選口號激發了反蘇聯的情緒：畫面是有隻巨熊正推開樹枝，從漆黑樹林裡浮現，至於照片下方則是寫道：「森林裡有隻熊」；傳統上熊就是象徵蘇聯。

參見：幽閉恐懼症、黑暗恐懼症、海洋恐懼症

動物恐懼症

ZOOPHOBIA

英文源自希臘文 zōion，意指活的生物。無論是對單一種動物，或是概括一般動物，動物恐懼症乃是對動物有著過度的畏懼感。驚奇的是，害怕動物是個全球都可見到的情況。依據一九九八年的某項研究，英、美、南韓、荷蘭與印度的人民，對同樣的動物有著類似程度的懼怕，而日本與香港的人民的恐懼則是高出一點點。最令人害怕的侵略型動物為老虎、短吻鱷、鱷魚、熊、狼、鯊魚、獅子、蛇，其中只有蛇是共同的恐懼對象，也就是出現過度或非理性的畏懼感。面對會誘發出憎惡相關懼怕感的生物，我們有很大的可能性會出現非理性畏懼，這類生物排名前七名的有蟑螂、蜘蛛、蠕蟲、水蛭、蝙蝠、蜥蜴、老鼠。

接受系統性遲鈍療法的動物恐懼症患者之中，每十位之中有九位的病症出現顯著改善；這個療法藉由操控患者恐懼對象的視覺呈現，讓患者直接面對畏懼的生物。不過，多數動物恐懼症患者會避開（或是提早退出）這類型的療法。為此，二〇一八年，一群來自日本、香港、美國的神經科學家團隊做了不同的嘗試；繞過動物恐懼症患者大腦意識的療法。

一開始，研究人員採用功能性磁振造影（fMRI，functional magnetic resonance imaging）的新技術「超對齊

解碼」（hyperalignment decoding），辨識不曾患有恐懼症這組對特定各種動物的腦部變化。有了這些編碼的幫助之下，科學家再使用功能性磁振造影觀察十七位有恐懼症患者的大腦，這裡的每位患者都至少害怕兩種以上的動物。每位參與者的畫面都是一塊灰色，而參與者的腹側皮質（ventral cortex）活動，與對應的恐懼動物編碼相符時，這個灰色區塊就會變大。為鼓勵受試者在這時候努力想著腦袋中所想的事情，研究人員告訴受試者，只要這個灰色區塊越大，受試者因參與實驗所收到的金錢獎勵就會越多。

當對應編碼出現時，參與者並不會有意識地想著自己所害怕的動物。即便過了五次，參與者仍然搞不清楚機器鎖定的動物是哪一個。然而，依據量測得到的生理反應，像是膚電傳導（skin conductivity）等，參與者對特定生物的恐懼已顯著降低，至於控制組的動物害怕感則是沒有改變。

「此項研究證明了」，研究人員指出，「對特定、隱性、自然而然就有的恐懼，進而出現的畏懼生理反應，可藉由超對齊解碼的方式，在潛意識裡降低害怕的感覺，而且個人還完全不自覺」。動物恐懼症患者學習把曾經畏懼的動物，與獎勵連結在一起，但卻不知道這些生物曾經出現在他們的心智裡頭。

參見：蟎蟲恐懼症、恐貓症、蜘蛛恐懼症、兩棲動物恐懼症、恐犬症、恐蟲症、恐馬症、懼鼠症、懼蛇症

致謝

非常感謝每一位跟我討論過本書，或是協助閱讀部分章節的朋友，尤其是在那段漫長的封城時期裡更是不容易！謝謝 Anjana Ahuja、Hal Currey、Graham Davey、Rose Dempsey、Shomit Dutta、Miranda Fricker、Victoria Lane、Sinclair McKay、Ruth Metzstein、Robert Randall、John Ridding、Laurence Scott、Sophie Scott、Wycliffe Stutchbury、Ben Summerscale、Juliet Summerscale、Frances Wilson！我也很感謝衛爾康博物館（the Wellcome Collection）和大英圖書館（the British Library），以及 Martha Stutchbury 提供非常棒的調查研究工作。

謝謝每一位協助本書誕生的朋友，特別是我的編輯，傑出的 Francesca Barrie，以及 Profile Books 出版社的 Alex Elam、Andrew Franklin、Graeme Hall、Pete Dyer、Hannah Ross、Rosie Parnham、Jack Murphy、Claire Beaumont、Ellen Johl，還有企鵝出版社（Penguin Press）的 Ann Godoff、Virginia Smith Younce、Caroline Sydney。更要謝謝 Kate Johnson 超群的編審工作，以及 Nathan Burton 和 James Alexander 的設計工作！此外，我也要大大感謝我的經紀人 Georgia Garrett 和 Melanie Jackson，以及 Honor Spreckley。這本書以愛之名，獻給我的兒子山姆（Sam）。

本書出現的恐懼症

變老	羽毛	特定場所、公共空間
動物	飛行	第三者
氣球	外國人	回應、回文
鬍鬚	森林	爆米花
被觸摸	四	公開演講
沒有手機	青蛙	上公廁
鳥類	動物毛皮	老鼠
血液	病毒、細菌	藻類
臉紅	長大	安靜、沉默
按鈕、鈕扣	懼高	睡覺
貓	同性戀	味道、氣味
分娩	馬	蛇
窒息	打針	孤單
小丑	受傷	蜘蛛
密集恐懼	昆蟲	游泳
密閉空間	划獨木舟	接電話
棉花、毛皮	活埋	十三
黑暗恐懼	長串字	打雷閃電
牙醫	鼠類	火車
髒污	蟎蟲	嘔吐
狗	被笑	洗澡
人偶、娃娃	噪音	水
蛋	無畏無懼	工作
什麼都怕	大海	

本書出現的狂熱癖

酒精	剔指甲
被愛妄想	自我
書本	一件事
計算	某個字
跳舞	誇大妄想
惡魔	悲傷
火	性愛
弗朗茲·李斯特	購物
慷慨贈與	大叫
毛髮	縮小妄想
拔毛	摳抓皮膚
囤積	偷竊
猶豫	披頭四
狂笑	觸摸
說謊	鬱金香
金錢	步行漫遊
殺人	書寫

2APB32

| 作　　　　者 | 凱特‧莎莫史克爾（Kate Summerscale） |
| 翻　　　　譯 | 吳盈慧 |

責 任 編 輯	蔡穎如
封 面 設 計	兒日設計
內 頁 設 計	林詩婷

行 銷 企 劃	辛政遠、楊惠潔
總　編　輯	姚蜀芸
副　社　長	黃錫鉉
總　經　理	吳濱伶
首 席 執 行 長	何飛鵬

出　　　　版	創意市集
發　　　　行	英屬蓋曼群島商家庭傳媒股份有限公司城邦分公司
	Distributed by Home Media Group Limited Cite Branch
地　　　　址	104 臺北市民生東路二段 141 號 7 樓
	7F No. 141 Sec. 2 Minsheng E. Rd. Taipei 104 Taiwan

讀者服務專線	0800-020-299 周一至周五 09:30 ～ 12:00、13:30 ～ 18:00
讀者服務傳真	(02)2517-0999、(02)2517-9666
E - m a i l	service@readingclub.com.tw
城 邦 書 店	城邦讀書花園 www.cite.com.tw
地　　　　址	104 臺北市民生東路二段 141 號 7 樓
電　　　　話	(02) 2500-1919　營業時間：09:00 ～ 18:30

I　S　B　N	978-626-7149-72-0（紙本）／ 978-626-7149-93-5（EPUB）
版　　　　次	2023 年 7 月初版 1 刷
定　　　　價	新台幣 480 元（紙本）／ 336 元（EPUB）／港幣 160 元

| 製 版 印 刷 | 凱林彩印股份有限公司 |

The Book of Phobias and Manias
Copyright © 2022 by Kate Summerscale
This edition arranged with Profile Books Limited
through Andrew Nurnberg Associates International Limited

◎ 書籍外觀若有破損、缺頁、裝訂錯誤等不完整現象，想要換書、退書
　　或有大量購書需求等，請洽讀者服務專線。

國家圖書館預行編目 (CIP) 資料

為什麼有人會怕貓？有人囤積成癮？讓世界身心失調的狂愛與
恐懼之因／凱特‧莎莫史克爾 (Kate Summerscale) 著；吳盈慧
譯．-- 初版. -- 臺北市：創意市集出版：英屬蓋曼群島商家庭
傳媒股份有限公司城邦分公司發行，2023.07
　　面；　　公分
譯自：The book of phobias & manias : a history of obsession

ISBN 978-626- 7149-72-0　(平裝)

1. 恐懼症 2. 躁鬱症 3. 精神分析

415.993　　　　　　　　　　112002769

香港發行所　城邦（香港）出版集團有限公司
香港灣仔駱克道 193 號東超商業中心 1 樓
電話：(852) 2508-6231
傳真：(852) 2578-9337
信箱：hkcite@biznetvigator.com

城邦（馬新）出版集團 Cite (M) Sdn Bhd
41, Jalan Radin Anum, Bandar Baru Sri Petaling,
57000 Kuala Lumpur, Malaysia.
電話：(603) 90563833
傳真：(603) 90576622
信箱：services@cite.my

為什麼有人會怕貓？有人囤積成癮？

讓世界身心失調的狂愛與恐懼之因